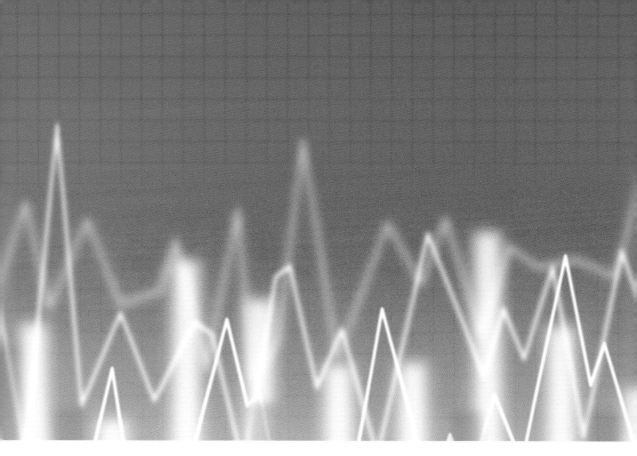

看護・医療系のための 新訂版
情報科学入門
第2版

椎橋実智男　埼玉医科大学医学部教授

鈴木　康文　埼玉医科大学総合医療センター医学情報室室長

SCIO
Publishers Inc.

サイオ出版

はじめに

　「患者中心の医療、安全な医療」という社会の要望を実現する1つの方法として、「医療の情報化」が進められています。オーダリング・システム、電子カルテ・システム、インターネットを利用したさまざまな医療の提供や医療情報の発信など、ほんの少し前まで想像の世界にあったものが、現実のものとして医療を変えつつあります。今日の病院をみると、受付、診察室、検査室、薬局、会計などあらゆる場所にコンピュータが設置され、そのことを実感します。コンピュータは、よりよい医療を提供するために欠くことのできない貴重な「道具」なのです。

　あえてコンピュータを「道具」とよんだのには理由があります。1つは、よくいわれるように「コンピュータに使われるのではなく、コンピュータに作業をさせて人間はコンピュータにはできないより創造的な仕事を行う」という意味での道具です。もう1つは、「使おうとする道具の特性を知らなければ、どんなにすばらしい道具であってもいい仕事はできない」という意味の道具です。たとえば、大抵の大人は、多少「ガタ」があるハサミでも紙や布を上手に切ることができます。ハサミは2つの刃が非常に接近した状態ですり合わさることで紙や布を切ることができるという道具の仕組みを知っているから、無意識に「刃がよりよくすり合わさるように」ハサミを使うからです。ところが、小さい子どもは、「ガタ」があるハサミで紙や布を切ることは苦手です。ハサミという道具の仕組みを理解しないで、大人のやっているように開いたり閉じたりしているからでしょう。コンピュータはよい医療を提供するために必要な道具です。だからこそ、その仕組みを知り、特性を知ったうえで上手に使わなければならないのです。

　一方、統計処理は、医学研究や看護研究の成果を発表するための情報処理の手段として欠かせない「道具」です。今日の統計処理はコンピュータに頼るところが大きくなり、統計処理の計算を正しく行う能力の重要性は以前ほど高くありません。それよりも、どういうデータに、どんな統計処理をしたとき、その結果はどのような意味をもつのか、について解釈できる能力が必要となります。つまり、研究のためにデータを集めたら、それをどのように統計処理することで自分の主張したい事実を相手に伝えることができるかを判断し、実践する能力が要求されます。また、「このデータは統計処理したから間違いありません」といわれたとき、それを鵜呑みにせず、示された結果が正しく統計処理されているか否かをみきわめられる能力も要求されているのです。

　本書は、看護・医療系の情報科学の入門書として、「情報処理編」と「統計処理編」で構成されています。「情報処理編」と「統計処理編」は、独立した内容ですから、統計処理に興味のある方は「統計処理編」から読み始めてもいいでしょう。

　「情報処理編」では、最初に、医療関係者がなぜ情報科学を学ばなければならないのかを理解してもらうために、医療の情報化について概説しました。それを動機づけとして、情報処理の理論、コンピュータの仕組み、コンピュータ・ネットワークやインターネットの仕組み、医療とコンピュータについて基本的な事柄を学びます。

　「統計処理編」では、基本的なデータの取り扱い、記述統計の概要について確認し、推測統計の区間推定と仮説検定の初歩的な内容について学びます。なお、統計処理編では、その導入部分

を学ぶことを目的に、数式を最小限にとどめて、統計処理の考え方や結果の解釈に重点を置きました。そのため、一般的な統計学の教科書とは異なる表現を用いた部分や、精密さに欠ける箇所があるかもしれません。詳細な説明や数式が不十分な箇所については、巻末の参考書を参照してください。

　本書は、コンピュータや統計処理があまり得意ではない方を対象にしています。そのため、できるだけ馴染みやすいよう、数多くのイラストを掲載しました。また、各ページの右側には注釈として、本文のなかで説明が足りないと思われる点について解説してありますので活用してください。ところどころには、「BREAK」としてこぼれ話も加えてあります。各章末の練習問題は、各章を終えた段階で、学習した内容の確認に利用してください。

　本書を講義に用いる場合の目安を、情報科学の科目として45時間使用できる場合と、30時間使用できる場合に分けて、筆者らの拙い経験から申しあげると以下のようになります。ただし、これはあくまでも目安であり、それぞれの学校の環境に応じて適宜調整してください。また、下記に示したコンピュータの演習時間は必ずしも十分ではないため、時間外の演習課題で補う工夫も必要となります。時間外のコンピュータ利用が困難な場合は、講義時間を縮めてでも、コンピュータ演習の時間を確保されることをお奨めします。

45時間の場合：情報処理編は1章から6章の各章をそれぞれ2時間、統計処理編は1章と2章を合わせて4時間、3章から4章をそれぞれ4時間の講義とする。これに加えてコンピュータ演習を、基本操作とキーボード練習4時間、ワープロ4時間、表計算6時間、プレゼンテーションソフト4時間、インターネット2時間を目安として行う。情報処理編の1章については、あらかじめ読んでもらい、講義の時間は内容の確認だけにするのもよいでしょう。

30時間の場合：情報処理編は、1章は予習のみとし、2章から6章の各章をそれぞれ2時間、統計処理編は1章と2章を合わせて4時間とし、3章と4章は2時間で簡単な解説を行う。コンピュータ演習は、基本操作とキーボード練習にワープロを合わせて6時間、表計算4時間、プレゼンテーションソフト2時間、インターネット2時間を目安として行う。もし、統計学が別の科目として組まれている場合は、統計処理の時間をコンピュータの演習に割り当てるとよいでしょう。

　本書が、看護・医療職をめざす学生諸君や、すでに現場で働かれておられる方々の「情報科学への入り口」として、少しでもお役に立てれば幸いです。

　最後になりましたが、本書の出版に際しお世話になった多くの方々に感謝致します。とくに、看護学校での講義の経験を踏まえて多くの有用な助言をくださった佐藤義文氏のご厚意に対し、ここにその名を記して感謝の意を表します。

2020年1月　椎橋　実智男

鈴木　康文

目次 contents

情報処理編

統計処理編

情報処理編

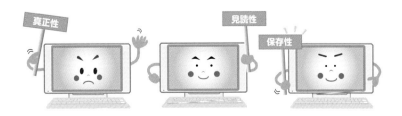

1 情報化による医療の変化
なぜ今、情報科学を学ばなければならないのか

　電子カルテ・システム、オーダリング・システム、遠隔画像診断、インターネットを通じた医療情報の提供など、情報化の波は現実のものとして医療の世界に押し寄せてきています。また、EBMなど医療の情報化と深いかかわりをもつ言葉も頻繁に耳にするようになりました。

　本章は、医療の情報化の基本的な概念を概観することによって「なぜ今、情報科学を学ばなければならないのか」について考え、次章以降の情報、コンピュータ、コンピュータ・ネットワークなどの内容を学ぶための「動機づけ」の章です。なお、本章には説明なしに用いられている耳慣れない用語があります。詳しくは第6章に説明してありますので、ここでは正確な意味よりも医療の情報化について概観してください。

1 1つの重要な提言

　平成13年12月26日、厚生労働省・保健医療情報システム検討会から「保健医療分野の情報化にむけてのグランドデザイン」と題した提言が出された。5年先までの医療の情報化について、現時点での問題点、それを解決するための具体的な方策の実施時期を含めた79ページ（資料を含む）に及ぶきわめて具体的なものとなっている（**図1-1**）。この提言が出される以前から、医療における情報化の重要性は語られていたが、残念ながら「希望」や「構想」にとどまっていた。

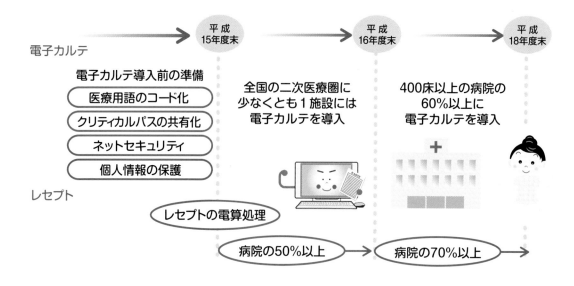

図1-1　医療の情報化のスケジュール（提言の一部）

この提言の意義は、それ以前の議論を実行可能なかたちにまで高め、さらにはこの提言を実現すべく医療の情報化が確実に動き始めていることにある。たとえば、提言では平成16年度中に二次医療圏に少なくとも1つの病院に電子カルテ・システムを導入することをめざしているが、これには及ばないものの全国の特定機能病院ではこの提言に基づき平成16年度中に電子カルテ・システムが導入された。

2 医療の情報化の果たすべき役割

「保健医療分野の情報化にむけてのグランドデザイン」に示された内容のなかで、医療の将来像を実現するために情報化が果たす最も重要な役割は以下の4点である。
● 患者さんによる治療方法選択の支援
● 安全な医療の提供
● 医療の質の向上
● 医療の効率化

これらは決して目新しいことではなく、むしろ当然のことであろう。これらを実現し患者さんによりよい医療を提供するためには、医療の情報化が不可欠であることを提言しているのである。

① 患者さんによる治療方法選択の支援

この考え方が確立する以前は、医学の知識をもたない患者さんが医学の専門家である医師の示す治療方法に従うのがふつうであった。明らかに医療を提供する側が「上」だった。これを改め、自分の治療方法は患者さん自身が決め、医師や看護師は医療の専門知識と技能をもって患者さんが選択した治療方法を実践するという考え方である（図1-2）。

しかし、医療について詳しい知識、正確な知識をもたない患者さんには、自分の治療方法を決められないかもしれない。そこで、最近よく耳にするインフォームド・コンセント、セカンド・オピニオン、ペイシェント・オリエンテッド（ペイシェント・センタードともいう）という考え方が必要になってくる。患者さんと医療を提供する側が対等の関係になることによって、患者さんの利益を第一義に考える医療、すなわちペイシェント・オリエンテッドの医療を行うことができるのである。

NOTE

二次医療圏

医療法に従って都道府県が定めた保健・医療に関する地域分けの1つ。医療圏は、主に市町を単位とする一次医療圏、それぞれの都道府県全域をカバーする三次医療圏、その中間的な区域として二次医療圏が定義されている。一次医療圏が日常的な医療を提供するための単位であるのに対し、二次医療圏は特殊な医療を除く入院医療を提供するためのもので、地域の特性を考慮したうえでいくつかの一次医療圏をまとめたものである。たとえば、東京都には13の二次医療圏がある。

NOTE

特定機能病院

高度な医療の提供と高度な医療に関する研究・評価・研修を行う一定規模以上の病院で、ほぼすべての大学病院を指す。特定機能病院は、高度で先進的な医療を提供することを目的としているため、紹介状をもたない初診の患者さんは「特定療養費」を支払わなければならないなど、通常の病院とは医療費の面でも区別されている。

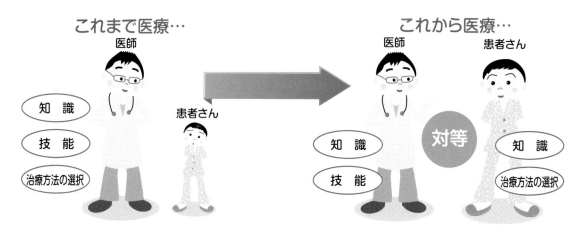

図1-2　治療方法の選択は患者さんが行う

　患者さん自身がどの治療方法で自分の病気を治すかを決定するためには、インフォームド・コンセント（十分な説明と納得）によって、医療を提供する側が現在の患者さんの状態、それを治療するための選択肢、それぞれの選択肢の長所と短所、その結果見込まれる治療成績や副作用などの情報を患者さんに示さなければならない。患者さんは、その治療方法について納得するまで説明を受け、わからないことは質問し、そのうえで自分の病気をどの方法で治療していくのかを決める（**図1-3**）。

　もしこのとき、その医師（あるいは医療機関）が示した治療方法に納得できなければ、もっと自分にふさわしい選択肢がないかを他の医師（あるいは医療機関）に相談する権利がなければならない。それがセカンド・オピニオンである。他の医師に相談するとき、患者さんがそのことによって不利益を受けないこともセカンド・オピニオンに求められる重要な事柄である。

　「患者さんによる治療方法の選択」では、医師や看護師など医療を提供する側と患者さんの信頼関係を前提としている。患者さんの一方的な主張を受け入れなければならないという意味ではなく、互いを信頼し、対等の立場で病気の治療を行うと解釈してもらいたい。

　一方で、患者さんにも責任が発生する。これまでは不幸にも治療の成績が思わしくなければ、患者さんは「医師がすすめた治療方法だ」と主張できた。しかし、これからは自分で選択した治療方法であるから、選択したことに対する自己責任が生じる。だからこそ、患者さんは、インフォームド・コンセントやセカン

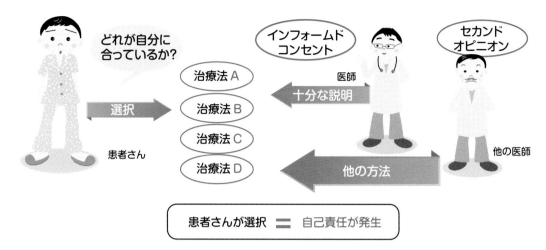

図1-3　選択権とともに自己責任が発生

ド・オピニオンを十分に活用し、納得できる治療方法を選択し
なければならないのである（**図1-3**）。

　インフォームド・コンセントによって患者さんが十分な説明
を受け納得するためには、医療に関する情報を医療機関の間で
共有し、これまで以上に医療に関する正しい情報を集約する必
要がある。さらに、これらの集約された情報を各種のメディア
を通じて広報する必要がある。即時性や経済性を考慮すれば、
インターネットは今後最も優れた広報の方法の1つとなるだろ
う。
　医療情報を広く知らしめ、「患者さんによる治療方法の選択」
を支援することは、今後の医療において不可欠である。また、
セカンド・オピニオンによって最初に受診した医療機関と別の
ところで治療を受ける際には、最初の医療機関で行われた検査
の結果や治療の過程が次に受診する医療機関に受け渡されなけ
ればならない。そうでないと、患者さんは次の医療機関でも同
じ検査を受けなければならなくなる。これらを実現するために
は、電子カルテやそのデータの共有など、コンピュータやコン
ピュータ・ネットワークなどの情報技術が不可欠となる（**図
1-4**）。

②安全な医療の提供
　医療過誤などにより、患者さんが不利益をこうむる場合があ
る。無論あってはならないことで、すべての医療機関では医療

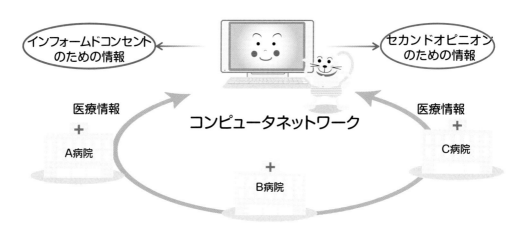

図 1-4　情報化による医療情報の蓄積

過誤を撲滅する、あるいは1つでも減らすためにさまざまな取り組みが行われている。ほとんどの病院では、医療安全対策室などを設置して、まさに涙ぐましい努力を続けているのである。

　しかしながら、医師や看護師は人間であり「ミスを犯す動物」でもある。たとえば、何年か前、筋弛緩薬（骨格筋の収縮を抑制する薬、大量に投与すると呼吸筋も弛緩するため呼吸が停止してしまう）を誤って処方したために患者さんが亡くなるという事件があった。いくら人間が気をつけていても、ミスはゼロにはできない。このとき医師は、コンピュータを使って処方する薬剤を選択した。コンピュータを使っていても間違えるのなら、情報化でミスを減らすことはできないのか？　そうではない。その医師が使っていたコンピュータには薬剤を名称（あいうえお順）で選択する機能はあったが、選択する薬剤が通常のものか、あるいは服用することによって死亡する可能性さえある劇薬なのかを判断する機能がなかったのである。その医師は、コンピュータの画面に表示されたリストのなかで、1つ隣の薬剤を間違って選択してしまった。もし、医師が筋弛緩薬を選択したとき、「選択された薬剤は筋弛緩薬で服用すると死亡する可能性があるが、本当にいいのか？」と警告する機能があれば、その患者さんは亡くならなかった。

　つまり、医療の情報化とは、単に各種の業務や記録をコンピュータに置き換えるだけではなく、医療の安全のためにどのような機能が必要であるのかを十分検討し、人間のミスを防ぐことも大変重要な役割となる。

　現在多くの病院で導入が進んでいるオーダリング・システムは、これまで紙の伝票を使って行われていた医師からの、投薬、処置、注射などの指示（オーダー）を、診察室などに設置した

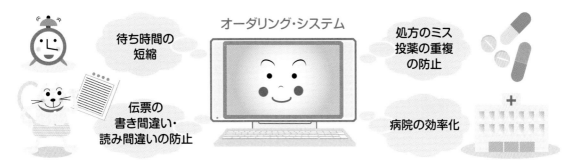

図 1-5　オーダリング・システムによるミスの防止と効率化

端末（クライアント・コンピュータ）から入力し、医療業務を効率化することを目的としたシステムである。無論、病院内の端末はコンピュータ・ネットワークで接続されている。看護師、技師などの医療スタッフは、医師からの指示をコンピュータの画面で確認する。大きな声ではいえないが、一般に医師は悪筆であり、紙に書かれた伝票を読み間違える可能性がある。オーダリング・システムは、医師の悪筆までもカバーしてくれる。このオーダリング・システムに上記の薬剤のチェック機能をもたせることで、ミスによる投薬の間違いも防ぐことができる（図 1-5）。

　また、医療業務が効率化されることによって、待ち時間が短縮されることも患者さんの大きな利益となる。つまり、オーダリング・システムは、患者さんが安全な医療を受けるために必要な医療の情報化の代表例の 1 つである。

　もう 1 つ、具体的な例をみてみよう。複数の病院で薬を出してもらっている患者さんの薬の重複の防止は、患者さんの申告（口頭あるは書類）に頼っている。もし患者さんがいわなければ、あるいはいい忘れていたら……。いまの仕組みでは避けられないリスクでもある。電子カルテ・システムが普及し、インターネットを経由して病院や診療所の間で情報の共有が可能になれば、薬の重複の問題も大きく改善される（図 1-6）。

③医療の質の向上

　情報技術を活用した医療の質の向上については、いくつかのキーワードがある。その代表的なものが、EBM（Evidence Based Medicine、根拠に基づく医療）であろう。

　「根拠に基づく医療」という言葉を聞くと不安になる人もいる

▨▨▨▨▨■ NOTE ■▨▨▨▨▨

端末
（Terminal　ターミナル）

　かつてのコンピュータの世界では、「端末」はコンピュータを操作するための装置という意味で使われていた。端末はモニタとキーボードで構成され、今のコンピュータと同じようにみえるが、端末にはデータの処理能力がなかった。つまり、本来の意味では、端末はコンピュータではない。

　現在、「端末」はコンピュータ・ネットワークに接続されたクライアント・コンピュータを意味することが多い。

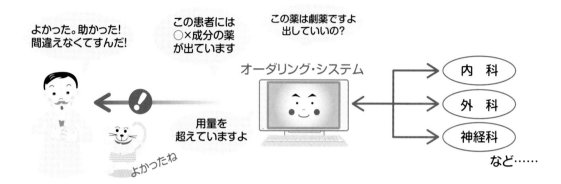

図 1-6　情報化による医療事故の防止

　かもしれない。「それ以前の医療に根拠はなかったのか？」と考えてしまうからだ。無論、EBM という概念が生まれる前にも、なんらかの根拠に基づいた医療が行われていた。しかしながら、EBM の前の根拠は「先輩はこれがいいと話していた」、「私が診た多くの患者さんにはこの薬が効いた」、「症例報告で話していた」ということも少なくなかった。EBM は、客観的に正当（症例の数、データの偏りの有無などから）とみなすことのできる根拠を探し、それに基づいて患者さんにとって最良の治療を行うという考え方である（**図 1-7**）。

　EBM を行うためには、多くの症例のデータを集め、分類し、解析しなければならない。また、解析して得られた根拠を広く知らしめることも必要である。電子カルテ・システムに蓄積された情報を、コンピュータ・ネットワークを経由して共有するシステムがあれば、全国の病院の症例データを集めることができる（**図 1-8**）。これを分類、解析すれば客観的に正当な根拠を手に入れることができる。

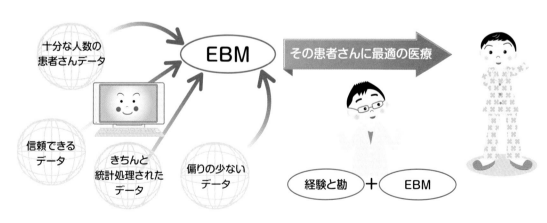

図 1-7　EBM

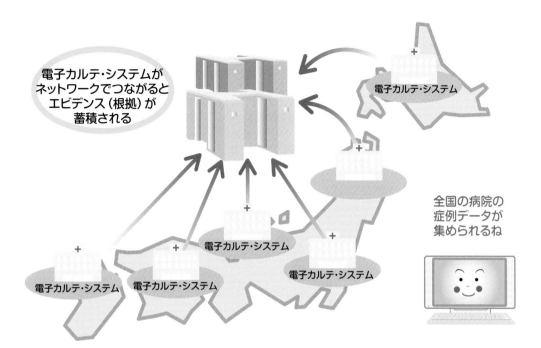

電子カルテ・システムが
ネットワークでつながると
エビデンス（根拠）が
蓄積される

電子カルテ・システム

全国の病院の
症例データが
集められるね

電子カルテ・システム

電子カルテ・システム

電子カルテ・システム

電子カルテ・システム

電子カルテ・システム

図 1-8　電子カルテ・システムによるエビデンスの蓄積

　蛇足であるが、EBM は医師の経験や技量を否定するものではない。医師の経験や技量のうえに、より確かな根拠による治療の選択肢を加えることによって、さらに患者さんにとってよい医療が提供できると考えてもらいたい。

④医療の効率化

　ここでいう医療の効率化は、病院経営のためのものにとどまらず、医療費の低減をめざした取り組みも意味している。その代表例は以下の 2 つである。

　●電子カルテ・システムやオーダリング・システムと連動した物流の情報化による効率化

　●レセプトの電算化による効率化

　物流の情報化による効率化についてはイメージしやすいだろう。医療機関で使用される医療材料や薬剤の情報は、オーダリング・システムや電子カルテ・システムに蓄えられている。この情報を物流システムに伝えてやれば、発注、払い出し、在庫管理が効率化される。

NOTE

EBM の実行手順

　信頼に足る客観的な情報（根拠）に基づいて行われる医療が EBM であるから、広い意味においては、従来どおりに医師が未経験あるいは経験の少ない病気に遭遇したとき、ハリソン（最も権威ある内科学の教科書の 1 つ）や医学文献を参考にして治療を行うのも EBM と解釈できる。

　一般的には、EBM は下記の手順で行うとされている。

1. 疑問点の具体化
2. 情報の収集
3. 情報の批判的吟味
4. 情報に基づく医療の実施
5. 実施した医療の検証

　いずれにしても、めざすところはただ 1 つ。患者さんに最適な医療を提供することにある。

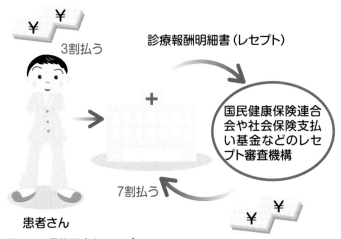

3割払う

診療報酬明細書 (レセプト)

国民健康保険連合会や社会保険支払い基金などのレセプト審査機構

7割払う

患者さん

図1-9　保険医療とレセプト

　保険医療の支払請求に用いられるレセプト（図1-9）は、紙に手書きあるいは印刷されたものを人間が一枚一枚、病名、検査、薬剤などが保険医療に適合するかどうかを判断している。手書きのレセプトであるかぎりやむをえないが、信じられないほどの非効率である。

　レセプトを紙ではなく電子媒体(MOやCD-ROM)で提出し、コンピュータでチェックする方式をレセプトの電算化という（図1-10）。オーダリング・システムや電子カルテ・システムを活用してレセプトの電算化が実現すれば、レセプトの処理は現在よりも格段に効率化される。

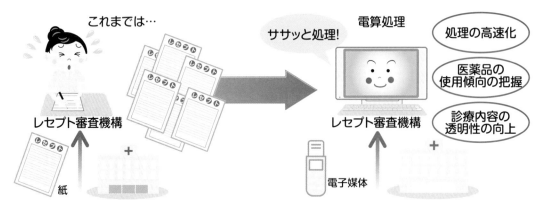

これまでは…

電算処理

ササッと処理！

処理の高速化

医薬品の使用傾向の把握

診療内容の透明性の向上

レセプト審査機構

紙

レセプト審査機構

電子媒体

図1-10　レセプトの電算化による効率化

3 医療の情報化に対応するために

　時代の要請に応じたペイシェント・オリエンテッドの医療を実現していくためには、上記に示したような医療に対する意識の改革と情報化が不可欠となる（**図 1-11**）。情報技術を用いてよりよい医療を提供するためには、情報に関する知識、情報処理を行うためのコンピュータに関する知識、コンピュータ・ネットワークの知識は必須である。また、医療を提供するための道具としてコンピュータを操作でき、さらにはコンピュータを活用したデータの解析やプレゼンテーション能力も医療関係者にとって必須のものとなる。

　つまり、医療関係者は専門の知識や技能に加えて、情報科学の基礎的な知識と技能も習得していなければならないのである。このことを十分認識したうえで次章以降に進んでもらいたい。

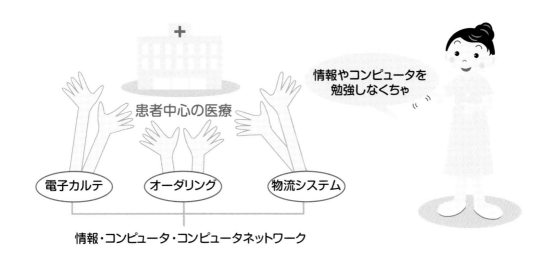

図 1-11　患者中心の医療を情報技術が支える

☕Coffee Break 悲しい結末

　何年か前に、ある病院で本当にあった話です。中途採用となった看護師が、就職後数日で退職してしまいました。その病院にはオーダリング・システムが導入されていたのですが、その看護師はコンピュータが全く使えなかったのです。

　従来の看護の能力だけでは看護師としてやっていけないのが現実です。このような悲しい結末にならないよう、情報化に適応できる能力を身につけましょう。

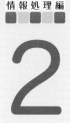

2 情報と情報処理

「現代は情報社会である」という表現をよく耳にします。また、「インターネットを使った情報発信」、「IT（Information Technology：情報技術）」、「医療情報」あるいは「患者情報」など、情報という言葉がさまざまな場面で使われています。誰もが情報という言葉は知っていますが、「情報って何？」と尋ねられたら答えに詰まる人が多いことと思います。

この章では、これまで漠然と考えていた情報について、情報とは何か、情報処理とはどういうことか、なぜ情報処理が必要であるのかについて考えていきます。さらに、情報処理とコンピュータの関係についても取り上げます。

1 情報とは

はるか昔、人間は採集や農耕によって生活していた。その時代、社会に必要なものは、食料や道具などの物質、掟（おきて）などの制度、そしてほんのわずかのエネルギーと情報であった。現代社会においてエネルギーと情報は、その時代とは比べものにならないほど重要になった。とりわけ、情報は、社会が複雑になったこととコンピュータの発達によって、その重要性が際立って高くなってきている。現代社会は、情報の活用によって利便性がたいへん向上した（**図 2-1**）。

1995 年頃からわが国でも急速に利用が増加したインターネットに代表されるように、コンピュータを用いた情報伝達が社会

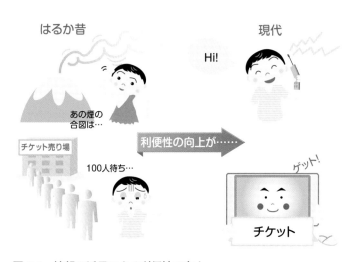

図 2-1　情報の活用による利便性の向上

に大きな変革をもたらしている。医療分野においても、新しく得られた多くの知見（情報）から治療が高度化し、また、保険制度の発達などにより医療費も複雑になって、多くの情報を必要としている。

　情報という言葉は誰もが知っているが、情報とはいったいなんなのであろうか。

　ひと口にいってしまえば、情報とは知識を増やしてくれるものであり、意思決定（問題解決）に役立つものである。一方、情報に似た言葉としてデータがある。一般に情報とデータは同意義語として用いられることもあるが、本書では、データは事実を記述したものであり、データと情報は異なるものであるという立場をとる。データのなかから必要なものを抽出したり、データを加工すること、すなわち情報処理によってデータから情報が引き出される。

　情　報：知識を増やすもの、意思決定（問題解決）に役立つもの
　データ：事実を記述したもの
　情報処理：データから情報を引き出す手続き

　では、なんのために情報が必要なのか。何かを行おうとするとき、判断（意思決定）が行われる。たとえば、朝出かけるときに傘をもっていくか、あるいはもっていかないか、こんな単純なことを行う場合でも判断が伴う。天気予報で雨の確率30％といっていれば用心深い人は「傘をもっていこう」と判断するだろうし、もう少し気楽な人は「30％ならもっていかない」と判断するだろう。この例では、「天気予報で雨の確率30％といっていた」という情報を根拠に判断が行われた。

　もっと複雑な判断を行う場合は、多くのデータを集めて、そこから得られた情報をもとに判断が行われる。つまり、情報処理が必要となる。

　図2-2に示したように、情報処理は意思決定（問題解決）のために行われる。

■■■■■ ■NOTE■ ■■■■■
立場が変わると情報もデータになる

　ある目的においては役に立たないデータであっても、別の目的の場合には知識を増やしてくれる情報となることもある。

　たとえば、救急車のサイレンの音は一般の人にとっては「救急車が通った」というデータにすぎない（意思決定の役には立たない）。ところが、当直の医師や看護師にとってみれば、救急車のサイレンの音は、「搬送されている患者さんがすぐそこまで来た、すぐに処置が始まるぞ」という合図（情報）になる。

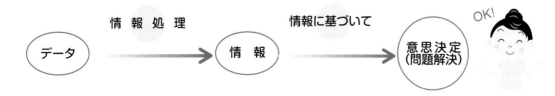

図2-2 データ、情報、情報処理、そして意思決定

2 情報処理の流れ

　情報処理の第一歩は、意思決定を行うべき問題がこれから行おうとしている情報処理の結果で実現可能であるか、つまりなんのために情報処理を行うのかを明らかにすることから始まる。この検討が不十分な場合には、情報処理の作業が無駄になることもあるので、目的を明らかにすることは情報処理の最も重要な「始まり」である。

　次に、意思決定に足る情報を得るためのデータ収集を行い、それを蓄積する。蓄積されたデータをもとに、情報を得るために必要な計算、比較、検索、抽出などの処理を行う。

　このようにして得られた情報を、意思決定の材料として用いる。もし得られた情報が意思決定に不十分であれば、データの再収集あるいは処理のやり直しを行うことも必要となる。

■情報処理の一般的な手順

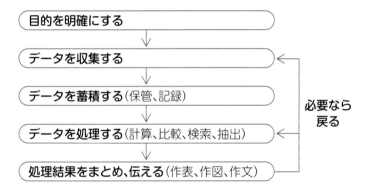

☕Coffee Break 豆腐の塔

　豆腐をどんどん積み重ねて塔をつくっていくと、ある程度積み上げたところで、自らの重さに耐えかねて下の段の豆腐が潰れ、それ以上高く積み上げることができなくなります。

　人間の脳に蓄積できる知識の量にも同じことがいえます。医学を含めた科学の分野で新しい発見をするためには、少なくともそれまでの既知の知識を学習しておくことが必要です。しかし、どん　どん科学が進展していくと必要な知識が多くなり過ぎて、新しい発見をするために必要な知識を学習する前に寿命がなくなるということです。

　歴史に残る大発見をしようとしている人以外には関係ないようにも思えますが、我々も新たに増加した知識をまとめて（情報処理して）、豆腐のように潰れないようにしたいものです。

　たとえば、病棟で毎日行われる患者さんの体温測定や血圧測定という仕事に、情報処理の手順をあてはめてみると以下のようになる。

- ●患者さんの体温や血圧を測定する（データを収集する）
- ●記録簿に記載し、保存する（保管、記録）
- ●記録簿をチェックし、異常がないか確認する（データを処理する）
- ●必要に応じ、報告書を作成する（処理結果をまとめる）

　すなわち、病棟で行われる日常業務であっても、患者さんのデータを収集し、情報処理を行っている。この情報処理は、患者さんの状態を監視し、病状の変化をとらえることを目的として行われるものであることはいうまでもない。

3 情報の媒体と伝達

　私たちは、日常のなかでは何を経由して情報を入手しているのだろう。テレビ、ラジオ、新聞、人との会話、さらにはインターネットなどが思い浮かぶ。日常のなかで情報を伝える手段、つまり情報の媒体は**図 2-3** のように整理できる。したがって、人間は主に視覚と聴覚によって情報を受け取っている。

　言葉、文字、図形に共通するものは、情報をやりとりする人がそれらについて共通の概念をもっていることである。

　「山」という文字をみたとき日本人の成人であれば「高くて大きくて木が生えているもの」と解釈できるが、英語しか知らない人がみても何を意味しているのかわからない。「山」という文字に対する共通の概念がなければ、文字での情報は伝わらないのである。言語や図形にしても同じことがいえる。

■□□□□■■■ NOTE ■■□□□□

人間の感覚と情報

　人間は、聴覚、視覚、味覚、嗅覚および皮膚感覚の、いわゆる五感によって外界からの情報を取り込んでいる。

- ・音、音声、音楽（聴覚）
- ・風景、記号、図形、画像、動画（視覚）
- ・味（味覚）
- ・匂い、臭い（嗅覚）
- ・温度感覚、触圧覚、痛覚（皮膚感覚）

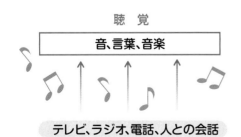

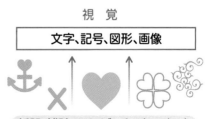

図 2-3　情報を伝える手段（情報の媒体）

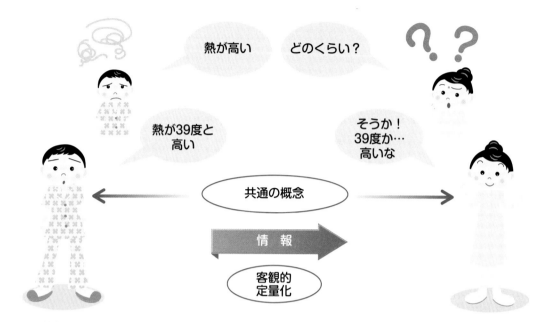

図2-4　情報を正しく伝えるためには共通の概念と客観性が必要

　情報を正しく伝えるためにもう1つ重要なことは、客観的であることである。たとえば、「熱が高い」といってもそれが命の危険があるほど高いのか、それとも平熱に対してわずかに高いのかがわからない。「熱が高い」という情報は、主観的であり、情報を受け取った人によって解釈が異なってしまう。客観的に伝えるためには、数値化（定量化）するとよい。数値で伝えることによって、情報は客観的になり、正しく伝わる。「熱が39度と高い」といえば、誰が聞いてもどの程度高いのかがはっきりとわかる（図2-4）。

4 情報の量

　情報には、病院に関する事柄だけでも、患者さんの体調に関すること、検査に関すること、会計に関することなど質の違いがあることは直感的に理解できる。では、情報の量はどのようにとらえればよいのだろうか。情報の量とはどういうことなのであろうか。また、収縮期血圧が172mmHgであるという情報を受け取ったときと、収縮期血圧が122mmHgであるという情報を受け取ったときとでは、その情報の量にどのような違いがあるのだろうか。情報の量は次記の式で定義され、その単位はビット（bit）である。

■情報量の定義■

情報量＝ $\log_2 (1 / P)$［bit］　ただし、P はそのことが起こる確
　　　　率
　　　＝ $\log_{10} (1 / P) / \log_{10} 2$［bit］

　表と裏の出る確率がともに 1 / 2 であるコインを 1 枚投げた
としよう。表が出ても裏が出ても、ともに起こる確率は同じ 1 /
2 であるから、その結果を知ったときに得られる情報量は、

情報量 ＝ $\log_2 (1 / P) = \log_2 (1 /(1 / 2)) = \log_2 (2) = 1$［bit］
である。
　次に、2 枚のコインを投げて、両方とも表が出たことを知っ
たときの情報量は、2 枚とも表が出る確率が 1 / 4 であることか
ら、

情報量 ＝ $\log_2 (1 / P) = \log_2 (1 /(1 / 4)) = \log_2 (4) = 2$［bit］

　同じくすべて表が出たときの情報量は、コイン 3 枚のときは
3［bit］、n 枚のときは n［bit］となる。簡単にいってしまうと、
起こる確率が少ないことが起こったことを知ったときの情報量
は多く、逆に起こる確率が多いときの情報量は少ない。
　起こる確率が少ないほど情報量が多いという概念は、日常の
生活のなかで感じる驚きの度合いと似ている。めったに起こら
ない情報を聞けば「大変なことだ」と驚き、頻繁に起こること
であれば「またか」とあまり驚かない（図 2-5）。

■■■■■　NOTE　■■■■■
log（ログ）の計算とは

　log の計算は文章で書くと、「$\log_A B$
＝C のとき、A、B および C の関係は、
A を C 乗すると B である」となる。つ
まり、$\log_{10} 100 = 2$ は、10 を 2 乗す
ると 100 になる、という意味である。
このときの log の右側にある小さい数
字を「底」とよび、$\log_{10}$ のときは底は
10。

　$\log_{10} 100$ を電卓で計算するときは、
100 と入力してから「log」というキー
を押すと 2 という答えが得られる（電
卓では一般に、「log」のキーは底が 10
の log を計算する）。

　電卓で $\log_2 x$ は直接には計算できな
いため「底の変換」という数学の公式
に従って、次のように計算する。

$$\log_2 x = (\log_{10} x) / (\log_{10} 2)$$

　つまり、$\log_{10} 2 = 0.30103$ であるか
ら、$\log_{10} x$ を計算し、その後、0.30103
で割ればよい。

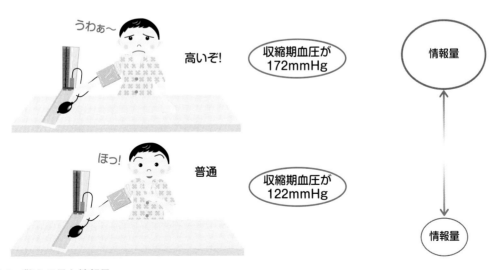

図 2-5　驚きの量と情報量

5 情報の保護

　高価な花瓶を買った。盗まれてはいけないので、これまで以上に戸締まりに気をつけることにし、来客があるたびに花瓶をみせて自慢話をした。よくある話であろう。花瓶などの「物」は、そのものがなくならなければ盗まれたことにはならないので、なくならないように気をつければ保護できる。

　一方、入院中の患者さんのカルテに書かれた病名という情報はどうであろうか。カルテが盗まれるということはあってはならない。この点では花瓶の場合と同じである。では、カルテがなくならなければ患者さんの情報を守ったことになるのであろうか。いや、カルテに書かれた病名を他人にみられたら、あるいは、写真に撮られたら情報は盗まれたことになる。

　つまり、情報はみられただけでも盗まれたことになり、花瓶のような物とは保護という観点からは異なる。また、書類に書かれた情報のコピーにも原本と同じ価値があるという点でも、物とは異なる（図2-6）。

　保護という観点から、一般的な「物」と情報の違いをまとめてみると、以下のようになる。

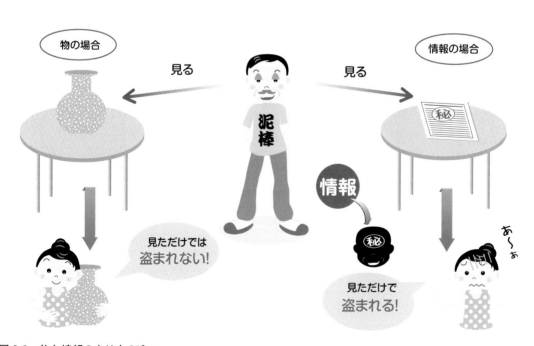

図2-6　物と情報の守り方の違い

「物」：それがなくならないかぎり保護できたことになる。複製には本物と同じ価値はない。

情報：それがなくならないことと同時に、知られたり、みられたり、さらには複写されたりしないことをもって保護できたことになる。複製にも本物と同じ価値がある。

　情報の安全性を高くしようとすると使いにくくなり、反対に使いやすくすると安全性が低下する。このような関係を、トレードオフの関係という。つまり、情報の安全性と使いやすさはトレードオフの関係にあるといわれている。

　カルテに書かれた情報を管理するために鍵のかかった部屋のなかでしか読めなくすると安全性は非常に高くなるが、大変使いにくいものになる。逆に、カルテを使いやすくするために24時間机の上に出したままにしておくと、情報の安全性は低下する。したがって、情報の安全性を考えるとき、対象とする情報がどの程度の安全性で守られなければいけないか、その安全性を保つためにどの程度厳重な管理が必要になり、そのことがどの程度の不便さを生じさせるのかをよく吟味し、安全性と使いやすさのバランス点（あるいは妥協点）を明確にすることも重要である（**図 2-7**）。

■■■■ ■ NOTE ■ ■■■■

守秘義務

　刑法 134 条には、医師、薬剤師、助産師、弁護士などは業務上知り得た秘密を第三者に漏らしてはならないと定められている。看護師については、保健師助産師看護師法 42 条に、保健師、看護師または准看護師は、正当な理由がなく、その業務上知り得た人の秘密を漏らしてはならないと定められている。

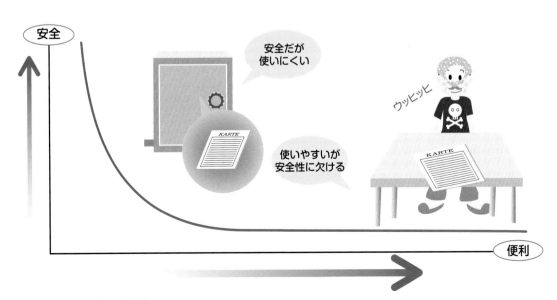

図 2-7　トレードオフの関係

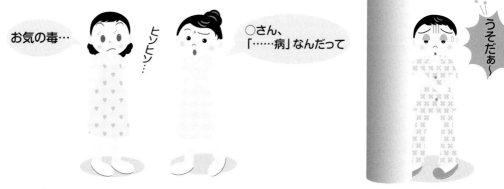

図 2-8　プライバシーの保護

　医療機関には、個人のプライバシーに関する情報がたくさんある。氏名、性別、年齢、住所などはもちろん、病名や検査結果など、患者さんの情報のすべてが「医療機関以外の他人には知られたくないもの」と考えなければならない。したがって、医療に従事する者は、患者さんの情報が漏洩しないように最大限の努力をし、患者さんの情報を保護しなければならない。また、人に記憶された情報の安全性はその人の意志に委ねられることになるので、この点にも十分注意しなければならない。

　「個人情報の保護」と「情報公開」という言葉を耳にする機会が多くなった。医療においては、個人情報の保護は患者さんのプライバシー保護を指し、情報公開は患者さんの要求に応じてカルテ開示など医療行為の記録を患者さん個人あるいはご家族に公開することを指す。

　一見、相反することのようにも思えるが、情報公開は患者さんのプライバシーをみだりに公開するのではなく、あくまでも患者さん自身が自分の受けた医療行為が妥当であったかどうかを確認するために行われるものであり、プライバシーは保護される。両者とも患者さんの利益を第一義に考える「患者中心の医療」という立場は同じである。

6 情報処理とコンピュータ

　現代は意思決定のために必要とされるデータが膨大にあり、これを高速に情報処理して情報をできるだけ短時間に導きだすことが要求されている。

　データの量が少なければ、情報処理は手作業でも可能であり、コンピュータのなかった時代には、人手によって情報処理が行われていた。しかし、データや情報が大量になると、人手による作業では処理しきれない。手順の決まった処理であれば、人間の能力をはるかにしのぐ処理能力の高さから、現代の情報処理にはコンピュータが必要とされている。

　次章で述べるように、コンピュータのもつ計算・比較、蓄積・検索および通信などの機能は、まさに情報処理の作業と合致したものであることも、現代の情報処理にコンピュータが必要とされる理由である。

　情報処理にコンピュータを用いるもう1つの理由は、次章で述べるようにコンピュータが**ハードウェア**と**ソフトウェア**によって構成される**システム**である点にある。コンピュータのハードウェアは各種の装置で構成され、目的によって必要なものを組み合わせることができる。コンピュータは情報処理の目的を達成するため、さまざまに変化する要求に応じてその構成を変化させ、目的に合わせた構成が可能であることから情報処理に用いるのに大変都合がよい。

　さらに、何を行うかをソフトウェア（プログラム）によって自在に変化させられることも、情報処理にコンピュータが用い

━━━━━ NOTE ━━━━━

システムとは

　システムとは、複数の構成要素が集まって互いに協調し、設定された目的を遂行あるいは達成するための複合体である。もう少し簡単にいえば、単機能の機器を組み合わせることによって複雑な機能をもった組織、たとえばいちばん身近な例は人間である。人間の臓器のうち心臓は、収縮機能をもった個々の筋細胞が集まって、血液を循環させるためのポンプの役割を果たす臓器である。また、心臓、肺、血管、筋、骨、脳などさまざまな臓器が集まることによって、人間という複雑な機能をもった個体、すなわちシステムを形作っている。

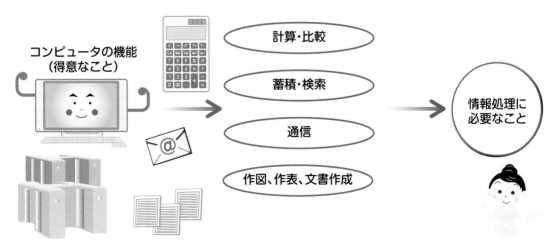

図2-9　コンピュータの機能と情報処理に要求されること

られる大きな理由である。全く同じハードウェアの組み合わせでもプログラムを取り替えることによって、コンピュータはさまざまに要求される情報処理の方法に柔軟に対応できる。

コンピュータが情報処理に用いられる理由
- ●コンピュータの機能と情報処理に必要なものが一致する
- ●決められた手順であれば、複雑な処理でも高速に実行できる
- ●ハードウェアの組み合わせを自在に変えることができる
- ●同じハードウェアであっても、ソフトウェアによって処理内容を変えることができる

練習問題 exercises

Q1 データ、情報、情報処理および意思決定の関係を図示すると、以下のようになる。

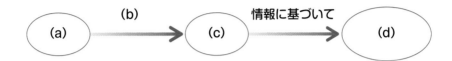

Q2 データと情報の違いを説明しなさい。

Q3 日常の生活のなかで情報の媒体となっているものを 3 つ以上あげなさい。

Q4 情報が正しく伝わるためには、（　a　）と（　b　）が必要である。このことを図に表すと、以下のようになる。

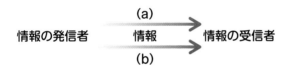

Q5 情報量の単位は何か、また、起こる確率が 0.25 の現象が起こったときの情報量はいくらか。

Q6 「物」と「情報」の保護方法の違いを説明しなさい。

Q7 情報の「安全性」と「使いやすさ」は（　a　）の関係にあるといわれている。その関係を図示しなさい。

Q8 コンピュータが情報処理に用いられる理由を、箇条書きにして説明しなさい。

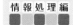
3 コンピュータの概要

コンピュータは、家庭生活においてはパーソナル・コンピュータをはじめ炊飯器、電子レンジ、自動車など、医療関係においてもいわゆる病院システムをはじめ検査機器の多くや電子血圧計、心電計にまで使用されています。コンピュータは、これからの医療を支える重要な「道具」であり、コンピュータに関する基礎的な知識は、医療従事者にとっても大変重要なものとなってきました。

この章では、コンピュータの機能や構成を概観して、なぜコンピュータが必要とされるようになり、どのような機能をもっているかなど、コンピュータの基礎的な事柄について学びます。

1 現代社会の重宝な道具：コンピュータ

現代社会では、コンピュータがあらゆる場面で人間の活動を支えている。まず、なぜコンピュータが現代社会を支える道具になったのかについて具体的な例をみながら考えてみたい。

表3-1 にコンピュータの使用例をあげる。もしかすると、炊飯器のなかでも銀行のキャッシュディスペンサのなかでもコンピュータが働いているといわれて、驚く人がいるかもしれない。

それぞれの機器の使用目的が全く異なっているのに、なぜ同じようにコンピュータが使われているのか。それは、前章でも説明したように、コンピュータがハードウェアとソフトウェアを組み合わせて動作するシステムであることによる（ハードウェア、ソフトウエアについては次項以降で説明する）。

コンピュータが現れる以前の道具は、大抵は単機能であり、たとえばハサミで御飯を炊いたり血圧を測定することはできない。人間ならどうであろうか。同じ人間が、炊飯もすれば銀行の窓口で現金の預け払いの仕事も行い、さらには血圧の測定も

表3-1 それぞれの場所で活躍するコンピュータ

家 庭	病 院	銀 行
テレビ、電話、炊飯器、電子レンジ、冷蔵庫、自動車、パーソナル・コンピュータなど	電子血圧計、心電計、CT、MRI、生命維持装置、病院システムなど	キャッシュディスペンサ、店内の端末コンピュータ、支店をつなぐコンピュータ

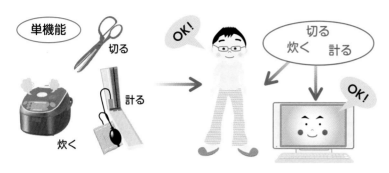

図 3-1　単機能の道具、多機能の道具（コンピュータや人間）

行う。人間は、やるべきことを記憶し、それを実現するための手、足、目、口、耳を備え、道具を操ることができる。コンピュータも、やるべきことをプログラム（ソフトウェア）として記憶し、それを実現するための装置（ハードウェア）を備えている。ハサミと人間（コンピュータ）との大きな違いは、「やるべきことを予め知っているか、そうでないか。それに必要な装置を備えているか、そうでないか」にある。

2 コンピュータであるための条件

コンピュータとはなんだろう。いわゆるパーソナル・コンピュータとよばれるものであれば、テレビ（モニタ）やキーボードがついた機械を思い浮かべる人が多い。また、銀行のオンラインシステムを思い浮かべる人もいるかもしれない。コンピュータについて少し知識があれば、「シリコンチップの上につくられた電子回路の組み合わせで計算する機械」という答え方をする人もいる。

☕ Coffee Break コンピュータは道具だ！

本書ではコンピュータを道具の 1 つと位置づけています。電卓は瞬時に計算する道具であり、鉛筆削りはきれいに鉛筆を削る道具です。コンピュータも文章を作成したり、計算したり、電子メールをしたりする道具であり、人間に使われて、はじめてその役割を果たせるのです。

コンピュータは、「すごいことのできる偉い機械」と思っている人が多いと思います。確かにすごいことができますが、コンピュータが偉いのではなく、それを使っている人間が偉いのです。コンピュータに臆せず、「私が使ってあげてるのヨ」くらいの気持で接してください。

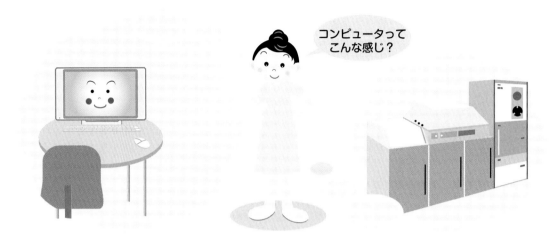

図 3-2　コンピュータとはなんだろう？

　今日のコンピュータの概念は、1940 年のウィナーの勧告や、1945 年のフォン・ノイマンのプログラム内蔵方式の提案に始まる。その主な内容をまとめると、下記のようになる。つまり、これらの条件を満たすものがコンピュータである。

● デジタルであること（しかも 2 進数）

　デジタルの反意語はアナログ。アナログという言葉には類似したものという意味もあるが、この場合、連続した値を用いて表されるものを指す。その反対に、デジタルは飛び飛びの値を用いて表されるものを指す。たとえば、アナログ式の時計（針の時計）とデジタル式の時計（液晶などに数字が表示される時計）がその例である。2 進数については、次章を参照のこと。

☕Coffee Break　人間もデジタルだ

　コンピュータがデジタルで処理することに対応して、アナログ的な処理の代表として人間を例にすることが多いですね。しかし、人間の身体でも意外にデジタル処理は行われているのです。

　人間であることを決定しているともいえる遺伝情報もデジタルです。遺伝情報の集まりである DNA は、アデニン A、グアニン G、チミン T、シトシン C の 4 種類の塩基が約 30 億個も組み合わせられて構成されています。

　また、人間の脳の活動は、脳神経細胞に発生する活動電位とよばれる電気現象によって営まれています。この活動電位もまた「発生している」、「発生していない」の 2 つの状態のみをもつデジタル信号なのです。

　一見アナログ的にみえる人間の身体も、このようにデジタル情報の組み合わせによって成り立っている部分が多いのです。

● 電子的に処理すること

　計算に用いられる機械は、算盤（そろばん）をはじめ、かなり昔から使われてきた。これらは「機械式」の計算器具で、物理的な力を使って（算盤であれば「たま」を動かして）計算するものであった。「電子的に処理する」とは、算盤のように物理的な力で何かを動かすことなく、電子の動きを利用して計算することを指す。コンピュータのごく初期を除き、電子的な処理をするために半導体（シリコン）が用いられてきている。

● 処理内容が内部に記録されていること（プログラム内蔵方式）

　コンピュータは自分で勝手には動かない。コンピュータの動き（処理内容）はすべて、あらかじめ決められた処理をするための命令の集まり（プログラム）によって指示される。プログラム内蔵方式の概念が提唱される前は、1つの処理が終わると人間がその結果を判断し次に何をさせるかを決めていたため、複雑な計算を連続して処理することができなかった。

3 コンピュータの4つの機能

　コンピュータは、何をやるべきかを指示した命令の集まり、つまりプログラムを内蔵して目的に応じた機能を実現する多目的なものである。

　炊飯器に使われているコンピュータは「いかにしておいしい御飯を炊くか」がプログラムされ、電子血圧計に使われているコンピュータは「正しい血圧測定の手順」がプログラムされている。コンピュータは、記憶している（内蔵している）プログラムを読み出し、そのプログラムに従った動作をする。

　パーソナル・コンピュータでは、同じコンピュータでも目的に応じたソフトウェア（プログラム）を使うことによって、ワードプロセッサ、ブラウザ（インターネットのホームページを閲覧するソフト）、メーラー（電子メールを送受信するソフト）など、それぞれの目的に応じた機能をもつようになる。

　コンピュータの機能は多岐にわたるが、それらを思い切って抽象化すると、計算、記憶、制御、通信の4つの基本的な機能に分類できる。

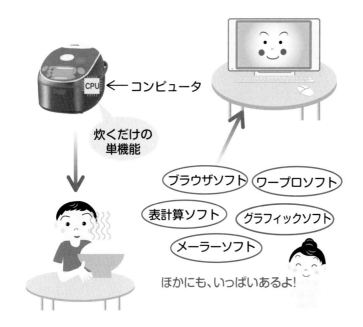

図3-3　単目的のコンピュータとパーソナル・コンピュータの違い

計算：コンピュータが開発された目的は、人間よりも高速に計算することにあった。現在でも、コンピュータといえば「計算する機械」というイメージが強い。

記憶：記憶装置に大量のデータを蓄積することができる。また、大量のデータのなかから必要な情報を検索し取り出すことも重要な機能である。

制御：どの装置を、どのタイミングで、どの程度働かせるかといった指令を発しながら、全体のシステムを操ることを制御という。目に見えないところで活躍する場合が多いが、機器の制御もコンピュータの大変重要な機能であり、今日の電子機器のほとんどがコンピュータに制御されているといっても過言ではない。

通信：コンピュータをなんらかの通信回線で接続し、お互いにデータの交換や制御などを通信で行う機能をいう。現在、コンピュータを使った通信としてコンピュータ・ネットワークやインターネットがよく知られているが、それ以外にも多くの場面で、コンピュータの通信機能が利用されている。

コンピュータは、これら4つの機能を単独ではなく、それぞれ組み合わせて働いている。たとえば、ワープロであれば、キーボードやマウスからの入力を取り込むためだけでも計算、記憶、制御、通信の機能が組み合わされている。マウスの動きを読み取り（制御）、その結果を送り（通信）、そこから座標を計算し（計算）、その座標を覚えておく（記憶）、といった具合である。

4 コンピュータの種類

これまでは機能面を中心にコンピュータをみてきたが、次に外観や処理能力からとらえてみよう。コンピュータはその外観や処理能力の違いから、マイクロ・コンピュータ、パーソナル・コンピュータ、ワークステーション・コンピュータ、大型（汎用）コンピュータおよびスーパー・コンピュータに分類されることが多い。それぞれのコンピュータは、その利用目的に合うように設計され、各種の分野で利用されている（**表3-2**）。

5 コンピュータの歴史

コンピュータが開発された最初の目的は、大砲の弾を正確に命中させるための計算を行うことであった。今のミサイルには「誘導装置」がついていて、一度目標を定めれば自動的に標的に命中する。しかし、誘導装置のような便利な装置がなかった当時、大砲の弾を標的に命中させるためには、大砲の仰角（どのくらい上方向に傾けるか）、火薬の量、風速、風向、湿度など多くの要因を加味した「弾道計算」をいちいちしなければならなかった。弾道計算は大変複雑で、計算専門の複数の兵隊が一生懸命計算しても何時間もかかったそうだ。この弾道計算を迅速に行うために開発されたのが初期のコンピュータである。軍事費という莫大な開発費を背景に、コンピュータは戦争の道具として開発されたのである。

現在、コンピュータの心臓部であるCPU（Central Processing Unit 中央処理装置）にはLSI（Large Scale Integration 大規模集積回路）が用いられている。しかし、コンピュータが誕生した当時はLSIはおろか、トランジスタさえなかった。CPUに用いられている素子の違いによって、コンピュータの発展段階は**表3-3**のように区分される。

■■■■■■ NOTE ■■■■■■

素子とは？

素子とは、物を構成する小さいものを指す言葉で、電気回路や電子回路では回路を構成する部品を意味する。コンピュータのCPU（中央処理装置）は電子回路であり、表3－3のようにCPUを構成する素子として真空管、トランジスタ、IC、LSIが使われてきた。

■■■■■■ NOTE ■■■■■■

トランジスタとLSIは同じもの？

トランジスタ、IC、LSIの材料はすべてシリコンであり、形が違うだけでもとは同じである。

トランジスタは、電気的な特性の異なる半導体（シリコンにヒ素やインジウムなどを混ぜてつくった半端に電気を通すもの）を使ってつくられる。ICは1枚のシリコンの板の上に特性の異なる半導体部分を組み合わせて多くのトランジスタを集積したものである。LSIは、それをさらに細かく大量に組み合わせて、ICより桁違い（3桁から5桁違う）に多くのトランジスタを集積したものである。

表 3-2　コンピュータの種類

マイクロコンピュータ

使用場所：家庭電化製品や自動車、医療機器などに組み込まれる。

外観：数センチ角程度の黒いもの

利用目的：機械の制御（コントロール）など

処理能力（パソコンを 1 とした場合の目安）：0.001 ～ 0.1

通称（別称）：マイコン。また外観から「チップ」とよばれることもある

パーソナル・コンピュータ（パソコン）

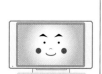

使用場所：会社、病院、自宅などで個人で利用

外観：モニタ、本体、キーボード、マウスなどで構成

利用目的：文書作成、計算、データベース、ネットワーク利用など

処理能力（パソコンを 1 とした場合の目安）：1

通称（別称）：パソコン

ワークステーション・コンピュータ

使用場所：会社、病院などで組織全体で利用

外観：モニタ、本体、キーボード、マウスなどで構成

利用目的：機械設計、建築設計、ネットワーク管理など

処理能力（パソコンを 1 とした場合の目安）：1～100

通称（別称）：ワークステーション

大型（汎用）コンピュータ

使用場所：会社や病院で、利用。

外観：冷蔵庫程度の大きさの箱を数個から数十個並べたようにみえる

利用目的：組織全体のデータを処理する。病院の医療システムなどにも用いられる

処理能力（パソコンを 1 とした場合の目安）：5 ～ 1,000

通称（別称）：ホストコンピュータ、メインフレーム

スーパーコンピュータ

使用場所：大学や官庁などで利用。

外観：冷蔵庫程度の大きさの箱を数個から数十個並べたようにみえる。大型コンピュータとほぼ同じ

利用目的：高度で膨大な計算。宇宙科学の計算、遺伝子の解析、天気予報の計算など

処理能力（パソコンを 1 とした場合の目安）：500 ～ 10,000

通称（別称）：スパコン

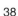

表3-3　コンピュータの発展段階

第1世代：真空管

年代：1940年代後半から1950年代前半

中央処理装置に使われた素子：真空管

計算速度：1秒あたり5,000回程度の加減算

　真空管は計算素子としては大きく、それを2万本近く使っていた初期のコンピュータの総重量は30トンもあり、消費電力も多かった。何よりも、真空管には電球と同じように「切れる」という欠点があり、計算が停止することがたびたびあった

第2世代：トランジスタ

年代：1950年代前半から1960年代前半

中央処理装置に使われた素子：トランジスタ

計算速度：1秒あたり100,000回程度の加減算

　トランジスタは、真空管に比べ非常に小型で、消費電力も小さかった。さらに、トランジスタは真空管とは異なり「切れる」ことがないため、トランジスタの出現によりコンピュータは安定して計算する機械となった。

第3世代：IC

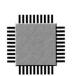

年代：1960年代前半から1960年代後半

中央処理装置に使われた素子：IC（Integrated Circuit 集積回路）

計算速度：1秒あたり500,000回程度の加減算

　トランジスタなどを1つのシリコンチップに集積したものをIC（Integrated Circuit 集積回路）とよぶ。ICの出現により、コンピュータの小型化が始まる

第4世代：LSI

年代：1970年代以降

中央処理装置に使われた素子：LSI（Large Scale Integration 大規模集積回路）

計算速度：1秒あたり1,000,000回から1,000,000,000回程度（年代による）の加減算

　LSIの出現により、コンピュータシステムは机上に乗せられるほど小さくなった。また、価格も安くなり、個人で利用できるいわゆるパーソナルコンピュータが1980年頃から普及し始めた

6 コンピュータ・システムの構成要素

コンピュータ・システムは、機械としてのハードウェア（hardware「硬いもの」）と命令の集まりであるソフトウェア（software「軟らかいもの」）によって構成される。ハードウェアだけがあっても電力を消費する大変高価で効率の悪い暖房器具にしかならないし、ソフトウェアだけがあっても机上の空論で何も実施されない。コンピュータ・システムは、ハードウェアとソフトウェアの両方が組み合わさることで、目的を達成できるシステムとなる。

コンピュータ・システム $\begin{cases} ハードウェア（装置群）\\ ソフトウェア（プログラム群）\end{cases}$

7 コンピュータのハードウェア

単体で動作するマイクロ・コンピュータ（**表3－2を参照**）を除き、コンピュータのハードウェアは、**中央処理装置、主記憶装置、入力装置、出力装置、補助記憶装置**などの装置群によって構成される。つまり、コンピュータの利点は、必要に応じて各種のハードウェアを組み合わせることが可能なことであり、ハードウェアの組み合わせによって多用な機能をもったシステムを構成することができる。

日本語の文書を作成して印刷するコンピュータ・システム（**日本語ワープロ**）であれば、**本体装置**に次のような周辺装置を組み合わせる。

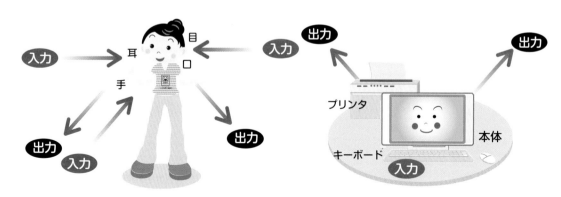

図3-4　人間もコンピュータも各種の装置群の組み合わせ

40

表 3-4 ハードウェアの種類

本体装置
中央処理装置：CPU(Central Processing Unit) ソフトウェア（プログラム）に記載された処理内容に従って演算したり（演算装置）、コンピュータ全体の動作を制御したり（制御装置）する
主記憶装置：メインメモリ（Main Memory） ソフトウェア（プログラム）や処理途中のデータを一時的に蓄積している記憶装置。主記憶装置には、処理を高速化するために、読み書きの速度が早いものが要求される。現在は、主に RAM（Random Access Memory）や ROM（Read Only Memory）とよばれる IC メモリを利用している

周辺装置
入力装置 コンピュータに外部から指示を与えるとき用いられる装置で、人間が使っている文字や画像などをコンピュータが処理できるデータに置き換える役割を果たしている。主な入力装置として、キーボード、マウス、イメージスキャナなどがあるが、キーボードは文字を、マウスは手の動きを、イメージスキャナは画像をコンピュータの処理できるデータに変換する装置である
出力装置 コンピュータの処理結果などを知らせるための装置で、コンピュータの中で処理された結果を人間が使っている文字や画像に置き換える役割を果たしている。表示装置（モニタ、ディスプレイ）、プリンタなどがある
補助記憶装置 外部記憶装置ともよばれる。主記憶装置と同じくソフトウェア（プログラム）や処理途中のデータを蓄積する記憶装置であるが、主記憶装置に一度に記憶できない大量のソフトウェアやデータを保存する目的で用いられる。電源が供給されなくてもデータを記憶できる不揮発性の記憶装置であることが多い。ハードディスク、SSD（ソリッドステートドライブ）、フロッピーディスク、光磁気ディスク、光ディスク（CD-ROM、DVD-ROM、Blu-ray ディスク）、磁気テープなどが補助記憶装置として用いられる。

● **入力装置**：キーボード、マウス

● **出力装置**：ディスプレイ、プリンタ

　さらに、音声入力（キーボードやマウスからではなく言葉で文字などの入力をする）を行いたければマイク、自動読み上げを行いたければスピーカ、文書に写真などを貼り込みたければイメージスキャナやデジタルカメラを組み合わせればよい。無論、これらはハードウェアとして必要なものであり、それに応じたソフトウェア（プログラム）も必要となる。

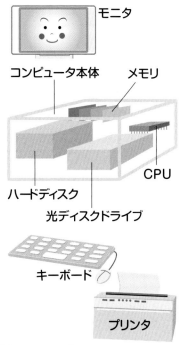

図 3-5 ハードウェア

8 コンピュータのソフトウェア

コンピュータはハードウェアだけでは働かない。ハードウェアを使って何をどのように処理するかを記述したソフトウェア（プログラムとデータ）が必須である。コンピュータに多用な機能をもたせることができるのは、どういう条件のときに何を行うのかといった動作の手順、つまりプログラムをコンピュータ自身がもっている点にある（プログラム内蔵方式）。

ハードウェアとソフトウェアの関係は、たとえば、ビデオ再生装置とビデオテープに録画された画像の内容との関係とよく似ている。

● **コンピュータを使って計算したい**

ハードウェア　＋　ソフトウェア　→　計算する

（処理の内容はハードディスクなどの外部記憶装置に入っている）

● **ビデオで映画が見たい**

ビデオ再生装置　＋　録画された内容　→　映画を映す

（映画の内容はビデオテープに入っている）

コンピュータではソフトウェアを変更することによって、同じハードウェアでも処理内容を変更することができる、また、同じビデオ再生装置でもビデオテープに録画されている内容を変更すれば別の映画を見ることができる。

☕Coffee Break RAM と ROM

通常、ROM は「読み出し専用の IC メモリ」、また、RAM は「読み書き可能な IC メモリ」を指す言葉として使われています。ROM は、Read Only Memory（読み出し専用の記憶装置）の略で、意味どおりです。しかし、RAM は、Random Access Memory（どの場所でも自在に読み書きできる記憶装置）の略で、ROM に対応する言葉としては RWM（Read & Write Memory）のほうがふさわしいでしょう。

実は、ROM よりも RAM のほうが先にできたため、こんな矛盾が生じました。コンピュータが発展する途中で、メモリ（記憶装置）には必ず順番どおりにしか読み書きできない SAM（Sequential Access Memory）と、どの場所でも自在に読み書きできる RAM の分類がありました。SAM と RAM の関係は、ちょうど音楽用のカセットテープと音楽用 CD の関係に似ています。カセットテープは基本的に長いテープに順番に録音し、再生も録音した順番に行われます。これに対し CD は、録音した順番にかかわらずどの曲でも瞬時に切り替えることができます。

やがて IC メモリが一般的に利用されるようになってから読み出し専用の IC メモリが登場し、RAM の対比語として ROM という名称が生まれたのです。

コンピュータのソフトウェアは、基本ソフトウェアと応用（アプリケーション）ソフトウェアに大別することができる。

ソフトウェア
- **基本ソフトウェア**
  OS（Operating System）など
- **応用（アプリケーション）ソフトウェア**
  ワードプロセッサ、表計算、データベース、通信など

①基本ソフトウェア

基本ソフトウェアは、一般に OS（Operating System）といわれている。OS は、ハードウェアや応用ソフトウェアと利用者の間に位置し、ハードウェアの違いなどを吸収して利用者がハードウェアを意識せずにコンピュータ・システムを利用できるように働いている（**図 3-6**）。OS の機能は主に、利用者とのインターフェイス（仲介役）、ハードウェアの管理、プロセス管理、メモリ管理、ファイル管理などである。

● 主な OS：UNIX、Windows、mac OS、Android、iOS

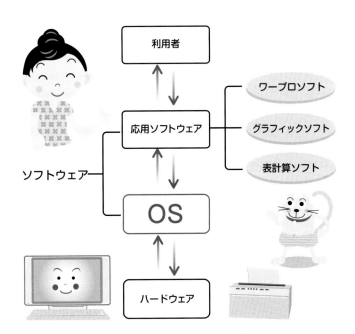

図 3-6　ハードウェア、OS、応用ソフトウェア、利用者の関係

▮▮▮▮▮　NOTE　▮▮▮▮▮

OS にまつわる用語

プロセス管理
処理単位ごとの CPU のスケジュールの管理

メモリ管理
プログラムごとにメモリを割り振る作業

ファイル管理
記憶装置に記憶されたファイルの読み書きや安全性の管理

ジョブ
人間からみたコンピュータの処理の単位

タスク（プロセス）
コンピュータからみた処理の単位

バッチ処理
1度には1つのジョブを処理し、複数のジョブは順番に処理される。

タイムシェアリング処理
複数のジョブを短い時間で区切って処理する。人間からみれば、複数の処理が同時に進んでいるようにみえる。

リアルタイム処理
その時点で必要な処理を実時間で処理する。

マルチユーザ
1台のコンピュータを同時に複数の人間が利用する方式

マルチタスク
複数のタスクを同時に処理する方式

②応用ソフトウェア

基本ソフトウェアのもとで、それぞれの目的に応じて働くソフトウェアをいう。単一目的のものや一般的に使われる機能をまとめたものがある。

● **単一目的の応用ソフトウェアの例**
病院の受付や会計システム、チケットの予約システム、自動車の制御システムなど

● **一般的に使われる機能をまとめた応用ソフトウェアの例**
　　ワードプロセッサ：文章を作成し、印刷する。
　　表計算：データを管理し、計算したり、データをグラフ化
　　　する。
　　データベース：データを蓄積・管理し、蓄積したデータの
　　　なかから目的のものを検索する。
　　ブラウザ：インターネットのホームページを閲覧する。
　　メーラー：電子メールの受信や送信をする。

9 コンピュータのセキュリティ

コンピュータに馴染みの無い人は「下手に操作するとコンピュータが壊れる」と思いがちであるが、それは誤った認識で、キーボードやマウスを操作することだけでコンピュータを壊すのは不可能である。無論、キーボードやマウスを床に叩きつければ、それらは物理的に壊れてしまう。しかし、そのことでCPUやハードディスクが壊れることはない。ふつうに使っていればコンピュータは簡単に壊せるものではない。

仮に、操作の間違いなどによってデータを消去してしまった場合でも、データを復元できるよう備えておけばなんら問題ない。コンピュータのセキュリティは、「万一の備え」であり、コンピュータ・システムを危険から守り、安全に運用することである。コンピュータ・システムを危険にさらす要因としては以下のものがあげられる。

● 故障：コンピュータを構成する装置の故障、電源の故障、通
　信回線の故障など
● 事故、災害：不可抗力による破壊、火災、停電、落雷、地震
　台風など
● 人為的ミス：設計ミス、操作ミス、入力ミス、指示の間違い

など

- 故意による妨害、犯罪：不正利用、データの盗難、データの改ざんや消去、コンピュータ・ウイルスなど

これらの要因からコンピュータ・システムを守る方法として以下のものがある。

①ハード的な対策

● システムの2重化
故障や事故に備えて、全く同じシステムを2台同時に働かせたり（デュプレックス・システム、デュアル・システム）、システムを構成する装置の一部を複数台用意する（たとえばハードディスクを2台用意して常に2台ともに同じ内容を書き込む：ディスク・ミラーリング）

● 無停電電源装置
電源が前ぶれなく止ると、コンピュータ・システムに重大なダメージを与える。これを防ぐために蓄電機能をもった無停電電源装置を用いる。無停電電源装置は、万一の停電時にコンピュータ・システムを安全に停止するまでの間、蓄電しておいた電力をコンピュータ・システムに供給する。

②ソフト的な対策

● データのバックアップ
なんらかの原因でシステムのデータが破壊された場合に備え、正常に運用されているときにデータの複製を作成する。

● 利用者の確認
利用者を限定するために、そのシステムの利用権限をもった利用者であるかどうかを確認する。本人であることを確認するために、IDとパスワード（password）が用いられている。パスワードは、本人であることを証明できる唯一のものであるから、他人に教えることは慎まなければならない。パスワードを忘れないために紙に書いてモニタに張りつけるのは論外。最近は、指紋や血管のパターンなど、身体的特徴を利用したバイオメトリクス認証も利用者の確認に用いられている。

● 利用者の限定
システムの操作について、許可される範囲を何段階化に定めることで、重要な操作を行う権限をもつ利用者を限定する。たとえば、医療系では、医師、看護師、医療事務などに分け

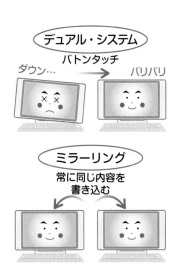

デュアル・システム
バトンタッチ
ダウン…　　　　　　→　　　　バリバリ

ミラーリング
常に同じ内容を
書き込む

る場合もある。

● **暗号化**

　暗号化とは、一定の規則に基づいてデータを変換し、通常の方法ではデータの内容が判読できないようにすること。通常、暗号化されたデータを復元するためには、暗号を解くための復元の規則である鍵を必要とする。データを保存したり、通信によりデータを送受信する際にデータの暗号化を行うことで、暗号を解く鍵をもった者のみがデータを読むことができる。インターネットの普及によって、通信の暗号化が注目を浴びている。

■■■■■ NOTE ■■■■■

バイオメトリクス認証

　利用者の認証に、指紋、眼底の血管パターンなどを用いる場合もある。これらは身体の特性であることから、パスワードのように忘れることはなく、病気や事故を除いて紛失することもない。

　このように、身体的特徴を用いて本人の確認を行うことをバイオメトリクス認証という。

練習問題　　　　　　　　exercises

Q1　コンピュータであるための3つの条件とは何か。

Q2　コンピュータの機能を抽象化すると、4つに分けることができる。その4つの機能を示しなさい。

Q3　コンピュータには、その大きさや機能によっていくつかの種類がある。電子レンジや電子血圧計に用いられるのは（　a　）、天気予報など大規模で高速な計算に用いられるのは（　b　）、個人が会社や自宅などで文書処理や作図に用いるのは（　c　）である。

Q4　コンピュータのCPUに用いられる素子の種類によって、コンピュータの世代を区別することが多い。それぞれの世代で用いられた素子の名称を示しなさい。
第1世代：（　a　）
第2世代：（　b　）
第3世代：（　c　）
第4世代：（　d　）

Q5　コンピュータを構成する下記のハードウェアについて簡単に説明しなさい。また、その具体的な装置名をあげなさい。
主記憶装置（メインメモリ）：
補助記憶装置（外部記憶装置）：
入力装置：
出力装置：

Q6　コンピュータのソフトウェアは、（　a　）と（　b　）に大別できる。（　b　）は、アプリケーションソフトウェアともよばれるが、その具体的な例を3つ以上あげなさい。

Q7　不正侵入者からコンピュータ・システムを保護するための方法として、IDと（　a　）の組み合わせは大変効果的である。また、保存したデータや通信のデータを（　b　）することによって保護する方法もある。

4 コンピュータの仕組み

　前章では、コンピュータの機能や構成要素など、主に外側からみた事柄について学びました。

　この章では、コンピュータの内部でデータがどのように表現され、扱われているのかを中心に、コンピュータのデータ処理の原理を学びます。また、論理演算や論理演算回路を用いた計算など、コンピュータの基本的な仕組みについて考えます。

さらに、フローチャートやプログラミング言語にも触れ、コンピュータに仕事をさせるための方法を概観します。

1 2進数と16進数

　人間は、両手の指が合わせて 10 本あることから、「数」の表現方法として 0 から 9 までの数字で表される 10 進数を用いることが多い（時刻や月は 12 進数）。これに対し、電子的に動作する機械であるコンピュータは、10 進数よりも取り扱いが単純な「数」の表現方法として 2 進数を用いている。

■ 10 進数

　それぞれの桁（位）は、0 から 9 の数字のどれか、つまり 10 個の数字を用い表される（以後、必要に応じ 10 進数には数字の最後に小さい 10 をつけ、10 進数であることを明示する）。

　たとえば、123_{10} は、以下の意味である。

$$123_{10} = 1 \times 10^2 + 2 \times 10^1 + 3 \times 10^0$$
$$= 1 \times 100 + 2 \times 10 + 3 \times 1$$

■ 2 進数

　それぞれの桁（位）は、0 または 1 の数字、つまり 2 個の数字を用いて表される（以後、2 進数には数字の最後に小さい 2 をつけ、2 進数であることを明示する）。

　たとえば、1101_2 は、以下の意味である。

$$1101_2 = 1 \times 2^3 + 1 \times 2^2 + 0 \times 2^1 + 1 \times 2^0$$
$$= 1 \times 8 + 1 \times 4 + 0 \times 2 + 1 \times 1$$

つまり、1101_2 は、13_{10} と同じ量の数を表す。

　上記のように 2 進数は、数字の 0 と 1 のみの組み合わせであり、「コンピュータは 0 と 1 だけの世界」といわれる理由はここにある。なお、10 進数や 2 進数の「10」や「2」を基数とよぶ。

● 10 進数から 2 進数への変換

・35_{10} を 2 進数に変換する

$$35 \div 2 = 17 \quad 余り \quad 1$$
$$17 \div 2 = 8 \quad 余り \quad 1$$
$$8 \div 2 = 4 \quad 余り \quad 0$$
$$4 \div 2 = 2 \quad 余り \quad 0$$
$$2 \div 2 = 1 \quad 余り \quad 0$$
$$1 \div 2 = 0 \quad 余り \quad 1$$

　10 進数を商（割り算の結果）が 0 になるまで 2 で割り続け、余りを下から読んだ数字が 2 進数となる。上の例では、35_{10} は、100011_2 である。

● 2 進数から 10 進数への変換

・100011_2 を 10 進数に変換する

$$100011_2 = 1 \times 2^5 + 1 \times 2^1 + 1 \times 2^0$$
$$= 1 \times 32 + 1 \times 2 + 1 \times 1$$
$$= 35$$

　2 進数の最下位（いちばん右側の桁、0 桁目）から最上位（いちばん左側の桁、n 桁目）に向かって、それぞれの桁は 2^0、2^1、2^2、2^3、……、2^n であるから、1 のある桁だけを取り出し、それぞれに 2^n をかけたものを加算すれば、10 進数となる。上の例では、100011_2 は、35_{10} である。

☕Coffee Break　色は 16 進数で表すこともある

　コンピュータのモニタは光を発する発光体であることから、コンピュータの内部では色を光の 3 原色である赤・緑・青で表します。

　インターネットのホームページを作るとき、色の指定に「FFFFFF」という表現を使うことがあります。これは、16 進数 6 桁で、最初の FF が赤の強さ、次の FF が緑の強さ、最後の FF が青の強さを表しています。

　それぞれの色の強さは、その色の光を全く発しない 00 から、その色の光を最大にする FF までの 256 段階で調節します。したがって、「FFFFFF」は赤・緑・青が最大に発光している状態、つまり「白」ということになります。真っ赤にしたければ赤のみ最大で、緑と青が消えた「FF0000」を用いれば、黄色は、「FFFF00」となります。

表 4-1　10進数、2進数、16進数

10進数	2進数	16進数	10進数	2進数	16進数
0	0	0	15	1111	F
1	1	1	16	10000	10
2	10	2	17	10001	11
3	11	3	18	10010	12
4	100	4	19	10011	13
5	101	5	20	10100	14
6	110	6	21	10101	15
7	111	7	22	10110	16
8	1000	8	23	10111	17
9	1001	9	24	11000	18
10	1010	A	25	11001	19
11	1011	B	26	11010	1A
12	1100	C	27	11011	1B
13	1101	D			
14	1110	E			

● 2進数の加算

$$
\begin{array}{r}
1101_2 \\
+\ 11001_2 \\
\hline
100110_2
\end{array}
\qquad
\begin{array}{r}
13_{10} \\
+\ 25_{10} \\
\hline
38_{10}
\end{array}
$$

■ 16 進数

　コンピュータの扱う2進数は、人間にとっては桁数があまりにも多いため、2進数4桁をひとまとめにして1桁とした16進数が用いられることがある。16進数の場合、基数は16であり、10進数の0から9に加え、A（10）、B（11）、C（12）、D（13）、E（14）、F（15）、がそれぞれの桁に用いられる数となる。

2 コンピュータ内のデータ表現

　コンピュータの内部では2進数が用いられ、整数は前述のように表現される。また、小数点の付いた実数は、浮動小数点とよばれる方式で、処理されている。しかし、コンピュータが扱うデータには文字、画像、音、動画などもある。それらは、コンピュータのなかでどのように扱われているのであろうか。

①文字の表現

　コンピュータのなかでは文字も、数値として表されている。このように特定の記号（文字）に特定の数値を割り当てることで、数値を使って記号を表現する方法をコード化とよぶ。ASCIIコードでは、「A」という文字は65_{10}（2進数では01000001_2）という

数値で表される。

- ASCII コード：主に米国で用いられる文字コード。数字、アルファベットおよび記号をコード化したもの。7 bit で合計128 文字まで表現できる（1 文字：7 bit）。ただし、コンピュータの記憶の単位が 8 bit（1byte）であるため、通常は最上位を「0」とした 8 bit で 1 文字を表す。
- JIS コード：ASCII コードでは日本語が表現できないため、ASCII コードに日本語のカタカナを加えた文字コード。8 bit で合計 256 文字まで表現できる。（1 文字：8 bit）
- JIS 漢字コード：JIS コードでは 256 文字までしか表現できないため、漢字を扱うことができなかった。漢字を扱うために 16 bit のコード体系をとり、65,536 文字まで表現できる。（1 文字：16 bit）

  ※ ASCII コード表、JIS コード表、JIS 漢字コード表は付録 p.194 ～ 195 を参照

　そうすると、「文字も数値も数値で表されるのなら、文字かどうかわからないのでは？」という疑問が生じる。そこにある数値を「数値」として処理するのか、あるいは「文字」として処理するのかを決めるのはプログラムであり、結果として、そのプログラムを作成した人間が決めることになる。

●半角文字と全角文字

　コンピュータはアメリカで開発されたものであるため、アメリカで用いられる文字を表現できるように設計された。つまり、

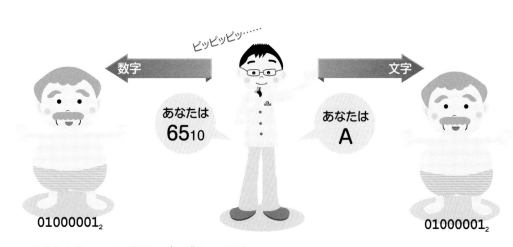

図 4-1　数値と文字コードの識別はプログラムが行う

ASCIIコード表で表される文字が表現できればよかった。

　コンピュータの出力装置（モニタやプリンタ）では、文字を点の集まりとして表現するが、数字やアルファベットはその形が単純であり、横方向に8個の点、縦方向に16個の点の合計128個の点で文字を表していた。

　しかし、コンピュータがわが国でも利用されるようになり、日本語の漢字を表すためにはこの点の数では不足であったため、横方向を2倍の16個の点にした合計256個の点で漢字を表すようになった。よって、わが国では漢字を表すための横方向16点の文字を全角文字、その半分の横方向8点の文字を半角文字というようになった。現在では、JISコードの文字を半角文字、JIS漢字コードの文字を全角文字ということが多い。

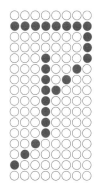

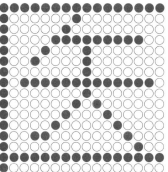

半角と全角の文字を点で表した図

②画像、音、動画の表現

　画像、音、動画にもコンピュータで表現するための標準的な規格があり、コンピュータのなかではそれぞれの規格でデータが扱われている。現在は以下に示したものが用いられることが多い。
・**画像**：BMP形式、GIF形式、JPEG形式、PNG形式など
・**音**：WAV形式、MP3形式など
・**動画**：AVI形式、MPEG形式など

　画像、音、動画のデータもすべて「0」と「1」の集まりであり、それをどういう「決まりごと」で解釈するかが、上記の規格である。たとえば、音のデータを画像のデータとして扱うと、コンピュータのモニタには意味不明の絵が表示される。

　このようにコンピュータは、すべてのデータを「0」と「1」で表現している。

▶画像データの仕組みについては、本章末の補足説明「画像データの仕組み」参照。

3 コンピュータにおける情報量の表現

　コンピュータの内部では、すべてのデータは2進数で表される。コンピュータの扱うデータの量（記憶容量）は以下の単位で表現される。

1bit（ビット）＝ 2進数1桁

1byte（バイト）＝ 8bit

1Kbyte（キロバイト）＝ 1024byte

1Mbyte（メガバイト）＝ 1024Kbyte ＝ 約 1,000,000byte

1Gbyte（ギガバイト）＝ 1024Mbyte ＝ 約 1,000,000,000byte

1Tbyte（テラバイト）＝ 1024Gbyte ＝ 約 1,000,000,000,000byte

　過去、一般的に補助記憶装置として用いられていたフロッピーディスクの記憶容量は 1.4Mbyte、つまり約 1,400,000byte である。JIS コードは 1byte で表現される文字体系であるから、JIS コードの文字であれば、フロッピーディスク 1 枚で約 1,400,000 文字を記録することができる。また、JIS 漢字コードでは 2byte で 1 文字の平仮名や漢字を表すので、フロッピーディスク 1 枚で約 700,000 文字を記録することができることになる。10Gbyte の記憶容量のハードディスクであれば、実に約 5,000,000,000（50 億）文字の漢字を記録できる。

　以下に主な補助記憶装置の名称とその特性を示す。

● 磁気テープ

　読み書き速度：遅い

　記憶容量：大きい（数十 Mbyte から数百 Gbyte）

　脱着の可否：可

　　ワークステーション以上のコンピュータのデータのバックアップ用に用いられることが多い。

● フロッピーディスク

　読み書き速度：遅い

　記憶容量：小さい（1.4Mbyte が一般的）

　脱着の可否：可

☕ Coffee Break　日本の大きな数

　欧米では大きな数は、10 のべき乗（10 の XX 乗: 10^{XX}）で表します。日本ではどうでしょう？ 10^{3} は千（せん）、10^{8} は億（おく）、10^{12} は兆（ちょう）で、このくらいまではよく耳にしたりして、知っていますね。

　実は、日本では数に対する概念は非常に発達し

ていて、1631 年に書かれた書物にはすでにすごく大きな数に関する記載があります。10^{16} は京（けい）、10^{20} は垓（がい）、……、10^{40} は正（せい）、10^{44} は載（さい）、10^{48} は極（ごく）、……、10^{80} は不可思議（ふかしぎ）、10^{88} は無量大数（むりょうたいすう）と書かれていたそうです。

安価でパーソナル・コンピュータで広く普及していたが、2011年製造が終了した。

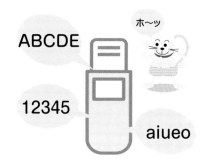

- CD-ROM、DVD-ROM、Blu-rayディスク

  読み込み速度：中程度（読み込み専用）

  記憶容量：中程度～大きい（CD-ROM：640Mbyteが一般的、DVD-ROM：4.7Gbyte、Blu-ray Disc：25Gbyte）

  脱着の可否：可

  読み出し専用で市販のアプリケーションソフトなどの記憶媒体として用いられることが多い

- 光磁気ディスク（MOディスク）

  読み書き速度：中程度

  記憶容量：中程度（数百Mbyte程度）

  脱着の可否：可

  書き込み可能でしかもフロッピーディスクよりも記憶容量が大きい。日本では、パーソナル・コンピュータ用に広く普及している。

- ハードディスク

  読み書き速度：速い

  記憶容量：大きい（数Gbyte～数十Tbyte）

  脱着の可否：不可

  記憶容量が大きく、かつ読み書きが高速に行える。脱着できないことから固定ディスクともよばれる。パーソナル・コンピュータ以上では不可欠な補助記憶装置である。

- SSD（Solid State Drive ソリッドステートドライブ）

  読み書き速度：速い

  記憶容量：大きい（数Gbyte～数Tbyte）

  脱着の可否：不可

  半導体メモリをハードディスクと同様に利用できるもの。読み出しスピードが非常に速い。

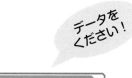

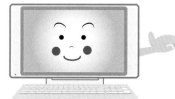

- USBフラッシュメモリ

  読み書き速度：中程度

  記憶容量：大きい（数Gbyte～数百Gbyte）

  脱着の可否：可

  半導体メモリをUSB接続にて読み書きできる。主にデータ運搬に用いられる。

補助記憶装置では、コンピュータの扱うデータ（プログラムを含む）はすべてファイルとよばれる1つのまとまりとして記

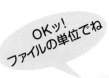

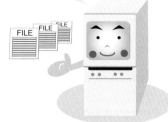

図4-2　補助記憶装置はファイル単位で記憶する

録されている。通常、1つの補助記憶装置には複数のファイルを記録することができる。ファイルは、実行可能なプログラム・ファイルと、それ以外のデータ・ファイルに大別される。

4 論理演算（論理積、論理和、否定）

論理演算とは、数学でいうところの加減乗除算とは異なる「演算」で、集合の考え方にある「かつ」、「または」および「ではない」と同じである。論理演算には、基本的に、論理積（AND）、論理和（OR）、否定（NOT）の3種類があり、その意味を図（ベン図）に表すと以下のようになる（図4-3）。

①〜③の右側にある真理値表は、事象AとBが「真（1）」および「偽（0）」であるとき、それぞれの論理演算の結果を示している。

論理積（AND）では、AとBがともに「真（1）」であるときのみ結果が「真（1）」となり、それ以外の場合は結果が「偽（0）」となる。

論理和（OR）では、AまたはBのどちらか一方あるいは両方が「真（1）」であるとき結果が「真（1）」となり、ともに「偽（0）」のときのみ結果が「偽（0）」となる。否定（NOT）では、結果はもとの逆になる。

論理演算を組み合わせたものを論理演算式といい、どんな複雑な論理演算でも論理積（AND）、論理和（OR）、否定（NOT）の3種類の組み合わせによって表現することができる。また、論理演算のうち優先して演算する部分を指定するために括弧「（」、「）」を用いることもできる。

この考え方は、文献検索やインターネットでの情報検索など、たくさんの情報のなかから条件にあった情報のみを引き出すときに大変重要である。たとえば、以下の例は、「肝臓」または「胃」を含み、かつ、「癌」を含んでいる文献を検索する検索条件である。

▰▰▰▰▰■ NOTE ■▰▰▰▰▰
事象は真と偽の2進数だ
論理演算の事象は、真と偽の2進数で表す。ごく大雑把にいえば、事象はある事柄、真は正しい、偽は間違いと考えてもよい。たとえば、服の色と帽子の色が赤または白という事象があるとき、仮に赤を真、白を偽とするという具合である。したがって、服も帽子も赤は、（服が真）AND（帽子が真）となり、ANDの論理演算は、両方が赤つまり真であるものだけを取り出す結果となる。

①論理積（AND）　　②論理和（OR）　　③否定（NOT）

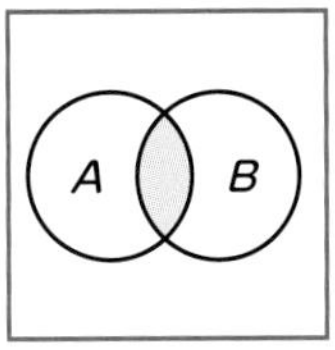

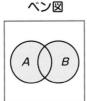

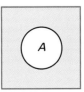

ベン図	真理値表	
	A B	結果
	0 0	0
	0 1	0
	1 0	0
	1 1	1

ベン図	真理値表	
	A B	結果
	0 0	0
	0 1	1
	1 0	1
	1 1	1

ベン図	真理値表	
	A	結果
	0	1
	1	0

図4-3　論理演算（論理積、論理和、否定）

● 検索条件：（「肝臓」OR「胃」）AND「癌」

文献1　肝臓における癌の発現と抑制因子

文献2　肺における癌の発現と抑制因子

文献3　肝硬変の発症と予防

文献4　胃癌の発現と抑制因子

文献5　癌遺伝子の発現機序

5 論理演算回路（AND 回路、OR 回路、NOT 回路）

　AND 回路、OR 回路および NOT 回路は、論理演算の事象を入力、論理演算の結果を出力とする**電子回路**で、**論理演算回路**とよばれる。それぞれの回路を示す記号および入力と出力の関係を**図 4-4** に示す。入力と出力の関係は、上記の論理演算と同じになる。

　論理演算回路は、IC や LSI のシリコンチップのなかに組み込むことのできる素子を組み合わせてつくられている。次項で説明するとおり、論理演算回路を組み合わせることによって、「計算する回路」や「記憶する回路」をつくり上げることができる。コンピュータの中央処理装置（CPU）や IC メモリは、これらの論理演算回路の組み合わせでできている。すなわちコンピュータは、単純な回路、単純な処理を膨大に組み合わせてつくられたものである。今日用いられているコンピュータの CPU には100 万個以上の論理演算回路が組み込まれているものもある。

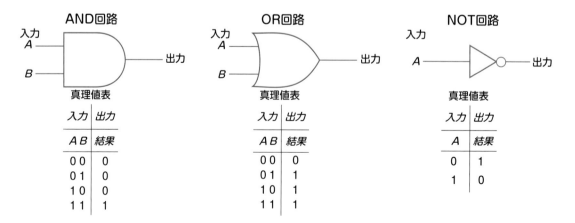

図 4-4　論理演算回路（AND 回路、OR 回路、NOT 回路）

6 加算回路と記憶回路

■加算回路

　加算回路の１つの例として、全加算器を**図 4-5** に示す。全加算器は、２進数１桁の足し算を行うための論理演算回路である。図 4 − 5（a）は AND 回路、OR 回路および NOT 回路を用いて作成した全加算器およびその真理値表、図 4 − 5（b）は全加算器を４つ組み合わせた２進数４桁の加算を行う加算回路である。このように論理演算回路を組み合わせることにより、電子的に計算を行うことができる。コンピュータの CPU では、このような仕組みで加算を行っている。

 NOTE

全加算器

　１桁の加算を行うには、その桁の加算機能に加え、下の桁からの「桁上がり」と上の桁への「桁上がり」を処理する機能が必要である。たとえば、112 と012 を加算するとき、0 桁目は下の桁からの桁上がりがないので、１と１を加算して、答えが１で上の桁への桁上がりが１となる。１桁目の加算は、その桁の１と０を加算し、さらに下の桁からの桁上がりの１を加算して、答えが０で上の桁への桁上がりが１となる。このように、桁上がりも含めて計算できる論理演算回路を、全加算器とよぶ。

● 検索結果：文献 1 と文献 4

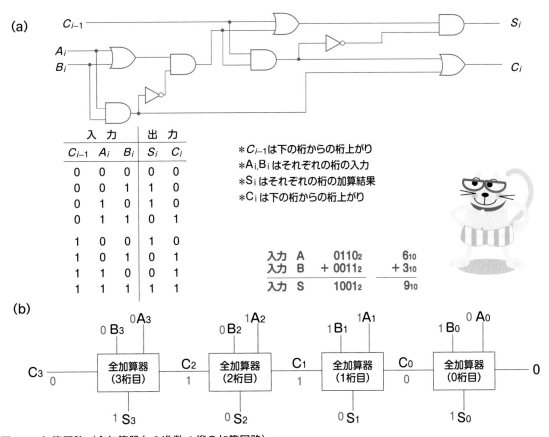

入　力			出　力	
C_{i-1}	A_i	B_i	S_i	C_i
0	0	0	0	0
0	0	1	1	0
0	1	0	1	0
0	1	1	0	1
1	0	0	1	0
1	0	1	0	1
1	1	0	0	1
1	1	1	1	1

＊C_{i-1}は下の桁からの桁上がり
＊A_i, B_iはそれぞれの桁の入力
＊S_iはそれぞれの桁の加算結果
＊C_iは下の桁からの桁上がり

入力	A	0110_2	6_{10}
入力	B	$+ 0011_2$	$+ 3_{10}$
入力	S	1001_2	9_{10}

図 4-5　加算回路（全加算器と２進数４桁の加算回路）

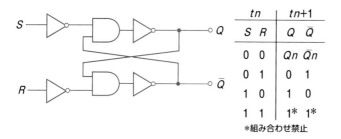

tn		$tn+1$	
S	R	Q	$\bar{Q}$
0	0	Qn	$\bar{Q}n$
0	1	0	1
1	0	1	0
1	1	1*	1*

*組み合わせ禁止

図4-6　フリップフロップ回路

■記憶回路

　記憶回路の例の1つとして、フリップフロップ回路を図4-6に示す。フリップフロップ回路は、2進数1桁の記憶を行う回路である。このように論理演算回路を組み合わせることによって、電子的に記憶することができる。コンピュータの主記憶装置（メインメモリ）は、ICメモリであり、このような方法で記憶を行っている。

　なお、補助記憶装置であるハードディスクやフロッピーディスクでも記憶はできるが、その方式は磁気を利用したもので、テープレコーダと同じ原理である。

　図4-6の真理値表のように、入力が両方とも「0」のとき状態を保持し、入力が「R = 0、S = 1」のとき「1」を書き込み、入力が「R = 1、S = 0」のとき「0」を書き込むことによって2進数1桁の記憶を行う。

7 フローチャート

　各種の問題に対する処理手順を示す方法の1つに流れ図（フローチャート）がある。フローチャートは、図のような記号と矢印のついた線を用いて作成する。

● フローチャートの記号

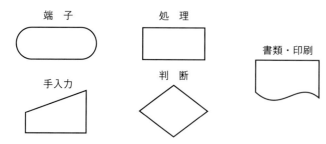

　フローチャートは、その流れにそって処理すれば誰でも同じ結果が得られるように処理の手順を示したものである。よって、人に対する指示の場合でもコンピュータに対する場合でも、大変有効な手段の1つである。後述するコンピュータのプログラ

2進数4桁の加算回路

　全加算器を4つ組み合わせて、それぞれの全加算器で0桁目、1桁目、2桁目、3桁目を受けもって、2進数4桁の加算を行う論理演算回路を作成することができる。0桁目の下の桁からの桁上がりを0にして、0桁目の上の桁への桁上がりと1桁目の下の桁からの桁上がりを接続する。2桁目、3桁目も同様に接続すると、一気に4桁の加算を行うことができる。図4-5（b）では、0110_2と0011_2の加算を行っている。コンピュータになったつもりで、計算を確認してもらいたい。

ムを作成する場合にも多く用いられる。**図 4-7** にフローチャートトの例を示す。

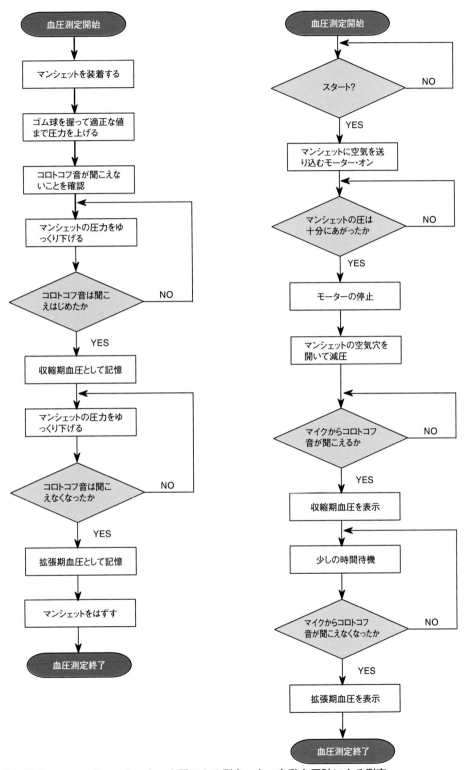

図 4-7　血圧測定のフローチャート　左：人間による測定　右：自動血圧計による測定

8 プログラミング言語

コンピュータの頭脳はCPUであり、CPUはメモリからプログラムを読み出して解釈しながら処理を進めていく。したがって、どんなプログラムであっても最終的には個々のコンピュータのCPUが解釈できる命令で記述されている。

1つのコンピュータのCPUの命令の数は、CPUの種類によって異なるが、数十から数百種類ある。しかし、命令は基本的にデータの移動、計算および条件判断の3つに分類される。一見、複雑にみえるコンピュータの動作は、実はこの3つの基本的な命令の組み合わせで決められている。

コンピュータにおけるプログラムとは、コンピュータに処理させる内容を記述した命令の集まりであり、プログラミング言語とは、そのプログラムを記述するための言葉である。プログラミング言語には、コンピュータが直接解釈できる機械語、機械語と一対一で対応するアセンブラ言語、人間の言葉に近い高級言語がある。

- **機械語**：コンピュータが直接解釈できる、すべてのコンピュータは機械語で動作する。
  - ・数字のみで表される。
  - ・CPUごとに言葉が違う。
- **アセンブラ言語**：機械語と一対一で対応する。
  - ・アセンブルという作業で、機械語に変換することが必要である。
  - ・機械語に比べれば人間にもわかりやすい。
  - ・CPUごとに言葉が違う。
- **高級言語**：機械語との一対一の対応はない。
  - ・コンパイルという作業で、機械語に変換することが必要である。
  - ・人間の言葉に近い。
  - ・どのCPU用のプログラムでも共通のプログラミング言語で作成できる（コンパイル時に特定のCPU用の機械語に変換される）。
  - ・FORTRAN、COBOL、BASIC、C、PASCAL、LISPなどがある。

■プログラミング言語の違い：A、B、Cの平均値を計算する（機械語とアセンブラ言語は架空のCPUのもの）

● 機械語

```
5F10
47
5F10
48
5F10
21
22
E503
6F11
```

● アセンブラ言語

```
IN KEY
MOV B,A
IN KEY
MOV C,A
IN KEY
ADD B
ADD C
DIV A,3
OUT DISP
```

● BASIC

```
10 INPUT A,B,C
20 ANS=(A+B+C)/3
30 PRINT ANS
```

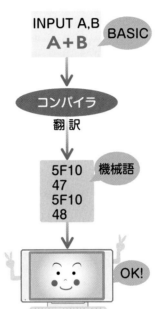

INPUT A,B
A + B
BASIC

コンパイラ
翻 訳

5F10
47
5F10
48
機械語

OK!

■□□□■ NOTE ■□□□□

コンパイルとは

　コンパイル（compile）という言葉は、通常「資料などを集める」という意味で用いられるが、コンピュータの世界では、「高級言語で書かれたプログラムを機械語に翻訳する作業」を指す。また、コンパイルを行うプログラムを、コンパイラ（compiler）とよぶ。

　コンピュータを動かすためのプログラムは、コンピュータのプログラムであるコンパイラによってCPUが理解できる言葉に変換される。

　では、最初のコンパイラは誰がコンパイルしたのだろうか？

　実は、人間が機械語でプログラムを直接書いたのである。

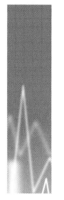

補足：画像データの仕組み

　最近は、デジタルカメラなどの普及によって画像データを取り扱う機会が増えた。画像データを扱うとき、ピクセルとか画素数とか画像解像度など耳慣れない言葉が使われる。画像を小さくしたつもりなのに、どうやってもうまくいかないという経験をしたことがあるかもしれない。ここでは、コンピュータを扱う画像について基本的な事柄を説明しておく。

①画素（ピクセル：pixel、ドット：dot）

　コンピュータでは、画像を小さい点の集まりとして扱う（補足・画像1）。この小さい点の一つひとつを画素（ピクセル：pixel、ドット：dot）とよぶ。画素ごとに色を決めて、それらを集めること

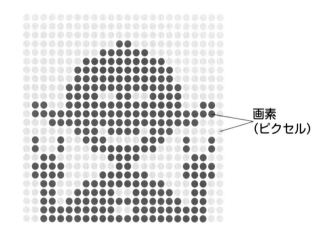

画素
（ピクセル）

補足・画像1　コンピュータの画像は画素の集まり

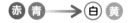
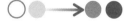

白黒	グレー	インデックスカラー(256色)	フルカラー(24bit)
白 黒	白 → 黒	赤 青 → 白 黄	○ → ●
白か黒（1か0）=1bit	白 → 黒（255→0）重なりをなくすつまり256段階=8bit	（255→0）つまり256色=8bit	赤緑青の光の3原色ごとに256段階の色を与える
白黒の画像（文字や線画）1つの点を表すために1bit必要	灰色も含めた白黒（グレー）の画像（レントゲンやMRIなど）1つの点を表すために8bit(1byte)必要	それぞれの数値で色を決める（インデックスカラーともよばれる）。カラーの画像を表現できる。GIF形式の画像などで用いられる	赤8bit、緑8bit、青8bitの合計24bitで16,777,216色を表現できる（フルカラーともよばれる）。デジタルカメラ、病理写真や内視鏡などで用いられる

補足・画像2　1つの画素で表現できる色の種類

によって絵や写真などの画像としてみることができる。

　1つの画素の色は、1つの画素で表現できる色の種類によって決まる。いちばん単純に白か黒かの2つの色だけで表す方法（白黒）、白から灰色を含めて黒までを256段階で表す方法（グレー）、256の色を割りつけてカラーを表す方法（インデックスカラー）、赤緑青の光の3原色をそれぞれ256段階で表すことによって実に16,777,216色を使って写真と同じくらいの品位で色を表す方法（フルカラー）などがある（補足・画像2）。

　それぞれの表現方法で必要とするデータの量は、白黒が1bit、グレーが8bit（1byte）、インデックスカラーが8bit（1byte）、フルカラーが24bit（3byte）となる。

②画素の集まりとしての画像データ

　画素1つでは絵や写真を表現できない。上記の画素をたくさん集めて、ようやく画像が完成する。たとえば、「補足・画像1」の画像は縦方向に24画素、横方向に24画素が使われたものであるから、その画素数は576画素（576ピクセル、576ドット）ということになる。この画像のデータサイズは、それぞれ下記のようになる。

白黒　　　　　　　　576画素×1bit＝576 bit＝72 byte
グレー　　　　　　　576画素×1byte＝576 byte
インデックスカラー　576画素×1byte＝576 byte
フルカラー　　　　　576画素×3byte＝1,728 byte

　このように、1つの画素で多くの色を表現しようとすれば、必要な情報量が多くなり、画像のデータは大きくなる。

　たとえば、300万画素のデジタルカメラで撮影した画像データサイズを考えてみよう。縦が1,500画素、横が2,000画素だとすると、フルカラーで撮影した場合は、

　300万画素×3 byte＝900万 byte＝約9Mbyte
となる。

③画像解像度と現実の大きさの関係

　次に画像の大きさ（長さや面積）について考えてみよう。ここまで説明してきた画素は、大きさが定義されていない。縦が1,500画素といっても、それが何センチメートルなのかが現実の長さとして決まっていないのである。そこで、ある長さにいくつの画素を入れるか、別のいい方をすれば1つの画像の縦横の

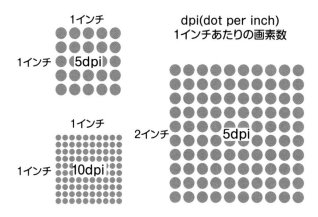

補足・画像3　画像解像度と現実の大きさ

長さを決めてやる必要がある。

　一般には、1インチ（2.54cm）のなかに画素をいくつ入れるかによって現実の画素の縦横の長さを決める。この表現方法がdpi（ディー・ピー・アイ、dots per inch、1インチあたりの画素数）というものであり、画像解像度（あるいは単に解像度）とよばれている。たとえば、1インチのなかに5つの画素を入れれば5dpi、1インチのなかに10の画素を入れれば10dpi、2インチのなかに10の画素を入れれば5dpiということになり、それぞれの現実の大きさは1インチ、1インチ、2インチということになる（**補足・画像3**）。画像をワープロの文章などに貼り付けたとき、その画像の大きさは縦横の画素数だけで決まるのではなく、画素数と画像解像度で決まるのである。

④具体的な画像データの取り扱い方

　ここからは、具体的な例をあげながら、画素数と画像解像度、画像のデータサイズ、画面での現実の画像の大きさ、さらには

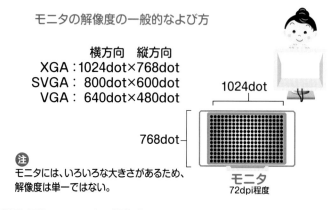

モニタの解像度の一般的なよび方

	横方向	縦方向
XGA：	1024dot×	768dot
SVGA：	800dot×	600dot
VGA：	640dot×	480dot

1024dot

768dot

注 モニタには、いろいろな大きさがあるため、解像度は単一ではない。

モニタ
72dpi程度

補足・画像4　モニタの解像度

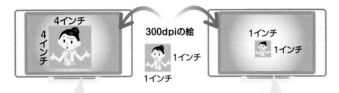

縦横ともに300dotで300dpiの画像を使っても…

ウェブページの画面　　　　　　　　ワープロやプレゼン
テーション・ソフトの場面

300dpiの絵

1インチのつもりが
4インチ

72dpiで十分なのに、
無駄に大きなデータ

補足・画像 5　目的によって必要となる解像度は異なる

どの場面でどの程度の画像解像度が適しているかについて考えてみよう。

■コンピュータのモニタで画像を表示する場合
（ウェブページやコンピュータを使ったプレゼンテーション）

　コンピュータのモニタは、標準的には横方向に 1,024 画素、縦方向に 768 画素の画素数をもっており（他にもいろいろな画素数のものもある）、おおよそ 72 dpi の画像解像度である。つまり、コンピュータに表示させる場合は、画像の画像解像度を 72 dpi にしておくと現実の長さや面積とほぼ一致する。コンピュータのモニタに画像を表示するとき、画像解像度は 72 dpi にしておくのが最も効率がよい（補足・画像４）。

　もしウェブページで縦横ともに 300 dot（画素数は 9 万）で 300 dpi の画像をコンピュータのモニタに表示したら、期待していたよりも約 4 倍も大きくなってしまう（300 ÷ 72 ≒ 4）。一方で、ワープロソフトやプレゼンテーションソフトでは、画像解像度によらず、一定の大きさで表示され、ウェブページで表示させたときとは異なる結果が得られる（補足・画像 5）。これは、ウェブページを表示するブラウザとよばれるソフトに画像解像度という概念がなく、画像の画素をモニタの画素に 1 対 1 で対応させるため、画像解像度をいくつにしていてもモニタの画像解像度（おおよそ 72 dpi）で表示するからである。これに対し、ワープロソフトやプレゼンテーションソフトは画像解像度を解釈する機能をもっており、画素数と画像解像度から現実の大きさを計算して表示している。上記で、モニタに表示させるときは画像解像度を 72 dpi にして

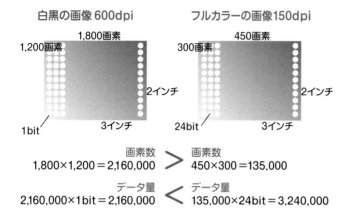

補足・画像6　プリンタでは線画と自然画像は区別するべき

適切な画像解像度

モニタへの表示	プリンタへの印刷	モニタと印刷の両用
◎白黒、フルカラーも含めて 72 dpi程度	◎白黒の場合 300 dpiから600 dpi程度 ◎グレー、インデックスカラー、 フルカラーの場合 150 dpiから300dpi程度	◎白黒の場合 300 dpi程度 ◎グレー、インデックスカラー、 フルカラーの場合 150 dpi程度

おくのが最も効率がよいと述べた理由は、ウェブページの場合は想定していた大きさで表示され、ワープロソフトやプレゼンテーションソフトでは大きさは想定どおりだが、72 dpiより大きな画像解像度では無駄に大きなデータをもつことになるからである。

■ 画像をプリンタで印刷する場合

一般的に普及しているプリンタの解像度は、300 dpi から数千 dpi 程度までさまざまである。プリンタの性能を最大限に引き出して最高の画質で印刷するのであれば、そのプリンタの解像と同じ解像度の画像を用意すればよい。しかし、縦 25 cm（約10インチ）、横 15 cm（約6インチ）で 2,000 dpi のフルカラーの画像のデータサイズは実に

2,000 × 10 × 2,000 × 6 × 3byte ＝ 720 Mbyte

となり、普通のコンピュータであれば1枚の画像を開くだけで長い時間がかかってしまう。また、この画像を何十枚も扱

うようなプレゼンテーションを作成すると、それだけでコンピュータのハードディスクがいっぱいになってしまい実用的ではない。

　実は、プリンタに印刷する場合の画像解像度は、「いかに人間の目をごまかすか」にかかっている。たとえば、コンピュータのモニタの解像度である 72 dpi の画像をプリンタで印刷すると、かなり点が荒く、ぼやけた印象になる。150 dpi の場合は、写真などの自然画像はほぼ満足できるが、線画や文字は「ガタガタ」にみえる。紙に印刷した線画や文字は、600 dpi くらいでないと人間の目にはスムーズにみえない。線画や文字は、たいていは白黒で 1 画素あたり 1 bit のデータであるから、縦横の長さが同じ画像であれば、画像のデータ量はフルカラー（24 bit）の 24 分の 1 しかない。画素の数で比較すると 150 dpi のフルカラーの画像より 600 dpi の白黒の画像は 16 倍の大きさをもつ（縦 4 倍、横 4 倍で 16 倍）。したがって、150 dpi のフルカラーの画像と 600 dpi の白黒の画像のデータ量を比べると、フルカラーの画像のほうが大きいデータとなる（**補足・画像6**）。

⑤**画像の圧縮**

　上記で示したように 300 万画素のデジタルカメラで撮影した画像は約 9 Mbyte のデータ量をもつ。一方で、現在普及しているデジタルカメラには 100 枚程度の画像を保存できるが、そのメモリ（記憶装置）は多くても 64 Mbyte 程度である。9 Mbyte のデータを 100 枚保存するためには 900 Mbyte のメモリが必要なのに、なぜ 64 Mbyte のメモリに保存できるのであろうか？

　そこで画像の圧縮という新たな手法が登場する。非常に単純にいってしまうと、画像の圧縮は連続した画素のデータを、ある一定の規則で表現しなおすことによって行われている（**補足・画像7**）。

　写真などの自然画像の圧縮に適した方法として JPEG（ジェイペグと読む）がある。コンピュータで画像を扱うときファイル名の最後に .jpg とついているデータがこれである。JPEG 方式では、もとの画像の 10 分の 1 から 100 分の 1 程度まで圧縮できる。

　ただし、圧縮された画像はもとの画像よりも画質が下がる。JPEG 方式では圧縮を強くかけるか（その代わり画質は下がる）、弱くかけるか（その代わり画質の低下は少ない）を選択できる。デジタルカメラは保存する画質を「高品位」や「標準」に切り替えることができ、標準のほうがたくさんの画像を保存できる

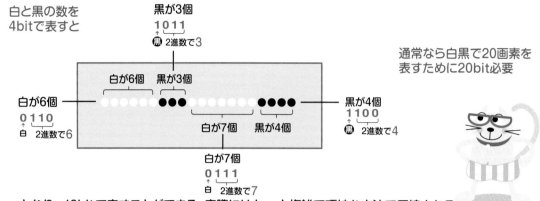

白と黒の数を
4bitで表すと

黒が3個
1011
↑
⚫ 2進数で3

通常なら白黒で20画素を
表すために20bit必要

白が6個 ── 白が6個　黒が3個

白が6個
0110
↑
○ 2進数で6

黒が4個 ── 黒が4個
1100
↑
⚫ 2進数で4

白が7個　黒が4個

白が7個
0111
↑
○ 2進数で7

となり、16bitで表すことができる。実際にはもっと複雑で巧妙な方法で圧縮される。

補足・画像7　画像の圧縮の仕組み

のはこのためである。

　画像のデータには、写真などの自然画像の圧縮に適した
JPEGのほかに、線画などの圧縮に適したGIF（ジフと読む)、
全く圧縮をかけないBMP（ビー・エム・ピーと読む）などの
形式がある。

練習問題　　　　　exercises

Q1　10 進数 21_{10} を 2 進数に、また、2 進数 10111_2 を 10 進数に変換しなさい。

Q2　コンピュータのなかでは、文字のデータも 2 進数で扱われる。このように特定の文字に数値をあてはめることを（　a　）化という。代表的な文字（　a　）として、7 bit で数字、（　b　）および記号を表す（　c　）、（　c　）を 8 bit に拡張しカタカナを含めた（　d　）、漢字を表す（　e　）などがある。

Q3　コンピュータの内部では、文字以外に下記の種類のデータも 2 進数で扱われる。それぞれのデータの一般的な形式の名称を示しなさい。
画像：
音：
動画：

Q4　以下の表を完成させなさい。
1byte　　　　:（　a　）bit　　　　1K byte　　:（　b　）byte
1Mbyte　　　:（　c　）byte　　　　1G byte　　:（　d　）byte

Q5　10Mbyte の記憶容量をもつ外部記憶装置には、約（　a　）文字の漢字を記憶することができる。

Q6　下記の文章のうち、(深い OR 高い) AND (山 OR 森) の条件にあうものを選びなさい。
a　高い山の上に、1 本の高い杉がそびえている。
b　深い海の底に、魚の大群が泳いでいる。
c　広い平野の中央に、深い森が広がっている。
d　山の中腹に、草原が広がっている。
e　故郷の小川は、高い山の向こう側にある。

Q7　下図の論理演算回路の入力と出力の関係を示しなさい（出力の欄をうめなさい）。

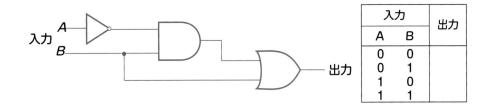

| 入力 | | 出力 |
A	B	
0	0	
0	1	
1	0	
1	1	

5 コンピュータ・ネットワークとインターネット

　インターネットに代表されるコンピュータ・ネットワークは、1990年代に入ってめざましい発展を遂げました。いまやコンピュータ・ネットワークは、我々の生活を根幹から支える大切なものと位置づけられ、情報通信の主役になっています。
　この章では、コンピュータ・ネットワークとは何か、コンピュータ・ネットワークやインターネットはどのような仕組みで動いているのかについて学びます。

1 コンピュータ・ネットワークとは

　コンピュータ・ネットワークには、数台のコンピュータを接続した小規模なものから世界規模のインターネットまでさまざまな形態がある。コンピュータ・ネットワークは、以下のように定義される。

■コンピュータ・ネットワーク

　コンピュータとコンピュータを通信回線で接続し、互いにデータの交換や資源の共有ができるもの（ここでいう資源とは、コンピュータのハードウェアやソフトウェアを指す）。

　したがって、最小限のコンピュータ・ネットワークは、2台のコンピュータを通信回線で接続したものである。

●通信回線とプロトコル

　コンピュータ・ネットワークによる通信には、データをやり

情報インフラとは何か？

　「インフラ」とはインフラストラクチャ（infrastructure）を縮めた言葉で、議会を支える下部組織や社会の基礎的施設という意味をもっている。

　ニュースや新聞で報道されている「情報インフラの整備」とは、情報通信網の整備を意味する。もっと簡単にいってしまえば、コンピュータ・ネットワークの通信回線の整備ということである。

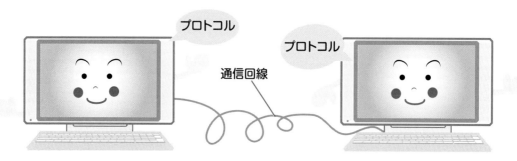

図5-1　最小規模のコンピュータ・ネットワーク

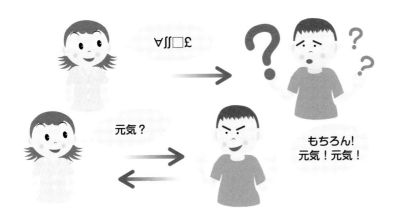

図 5-2　コミュニケーションには共通の決まりが必要

取りするための物理的な通信回線と、データのやり取りの決まり
であるプロトコルが必要である。

　　（コンピュータ・ネットワークの通信）＝（通信回線＋プロトコル）

　たとえば、人と人とが会話によってデータの交換をするため
の物理的な方法（通信回線）は音であり、やり取りの決まり（プ
ロトコル）は言語である。つまり、音などの通信手段だけあっ
ても、言語という共通の決まりがなければ通信は成立しない。

● **コンピュータ・ネットワークの形態**

　コンピュータ・ネットワークは、そのつながり方や規模の違
いによって分類されることが多い。代表的なつながり方には、1
点を中心にして放射状に広がる線の先にコンピュータを接続す
るスター型、1本の幹線（バス）にコンピュータを接続するバ
ス型、輪にコンピュータを接続するリング型などがある。ただし、
これらは単独で用いられることは少なく、一般的にはスター型
とバス型の複合であったり、リング型とバス型の複合であった
りする。

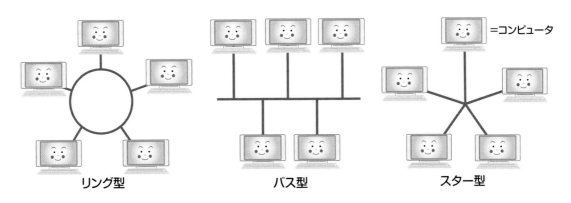

図 5-3　ネットワークのつながり方による分類

コンピュータ・ネットワークを、その大きさで分類することもある。室内や建物内など狭い区域の小規模なコンピュータ・ネットワークは、LAN（ランと読む、Local Area Network）とよばれる。これに対し、遠隔地を結ぶものやインターネットなど広域のコンピュータ・ネットワークは、WAN（ワンと読む、Wide Area Network）とよばれる。ただし、LAN と WAN の境界は不明瞭で、遠隔地のキャンパスを結ぶ大学内のコンピュータ・ネットワークを LAN とよぶこともある。

● コンピュータ・ネットワークにつながれるもの

コンピュータ・ネットワークにつながれるものには、コンピュータやプリンタなどがある。さらに、コンピュータ・ネットワークにつながれるコンピュータは、いろいろなサービスを提供するサーバ・コンピュータと、利用者がそのサービスを利用するために使うクライアント・コンピュータに分けられる。サーバ・コンピュータには、いわゆるホームページを提供するWWW サーバや、電子メールを提供するメールサーバなどがある（詳細は後述）。また、コンピュータ・ネットワークにはプリンタや、病院においては検査装置なども接続される。

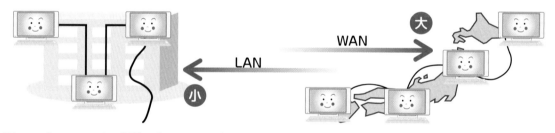

図 5-4　ネットワークの規模の違いによる分類

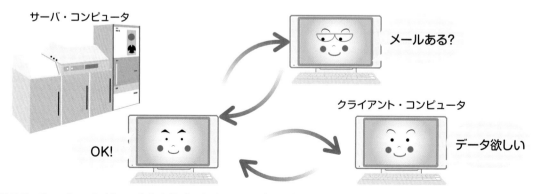

図 5-5　サーバ・コンピュータとクライアント・コンピュータ

表5-1　組織内で用いられる通信回線

	光ファイバ	ツイステッドペアケーブル	無線（電波）
通信速度	10Mbps-10Gbps 程度	10Mbps- 数 Gbps	数 Mbps-100Mbps 程度
通信できる距離	数 km- 数百 km	100m 程度	数十 m 程度
長所	雷や電気的な障害に強い	取り扱いが簡単	ケーブルが不要
短所	取り扱いに高度な技術が必要	雷や電気的な障害に弱い	室内や近距離でしか利用できない
主な用途	屋外の回線、高速の回線に使用	建物内や室内	室内、病棟

表5-2　電話（通信）会社が提供する通信回線

	通信専用回線（専用線）	家庭用光ファイバや ADSL	公衆回線（一般電話、携帯電話）
通信速度	64Kbps- 数 Gbps 程度	10Mbps-100Mbps 程度	10Kbps-384Kbps 程度
料金	利用量に関係なく定額	利用量に関係なく定額	通話時間に応じた料金
主な用途	病院、大学、企業など	個人	個人

2 コンピュータ・ネットワークの通信回線

コンピュータ・ネットワークの通信回線として主に利用されているものを表5－1と表5－2に示した。表5－1に示した回線は、配線工事を必要とするが工事後は経費がかからないことから、主に組織内の通信回線として用いられている。表5－2は利用に料金のかかる電話（通信）会社が提供する通信回線で、組織間などの長距離通信や個人に利用されている。

NOTE

bps

bps（bit per second）は通信速度の単位で、1秒間に通信できるビット数を表す。10Mbps であれば、1秒間に10X1024X1024 bit、つまり約1千万 bit を転送できる。10Mbps という通信速度では、JIS コード（8 bit）の文字に換算すると、1秒間に約120万文字を転送できることになる。

3 コンピュータ・ネットワークのプロトコル

プロトコル（protocol）とはもともと席順の意味であり、コンピュータ・ネットワークにおいては通信の手順という意味で用いられる。プロトコルは、コンピュータが通信回線を通じて相手のコンピュータと情報をやりとりするための「言葉」であるから、互いのコンピュータが同じ「言葉」を話すことで通信が成立する（情報を伝達するためには共通の概念つまり共通の言語が必要）。

コンピュータ・ネットワークのプロトコルには大きく分けて、通信回線固有の通信を担当するもの、そのうえで通信回線によらない一般的な通信を担当するもの、さらにそのうえで電子メールのデータなど実際の利用（アプリケーション）の通信を担当するものがある（**表 5-3** を参照）。主に利用されているプロトコルを以下に示す。

● 通信回線固有の通信を担当する（データリンク層の）プロトコル
　・Ethernet：組織内のネットワークで最も多く用いられている。
　・ATM　　：Ethernet よりも新しい通信方式で、高速の通信が可能。
　・PPP　　：電話回線を用いて通信する際に標準的に用いられている。

● 通信回線によらない一般的な通信を担当する（ネットワーク層あるいはトランスポート層の）プロトコル
　・TCP/IP　：インターネットで用いられている。組織内のネットワークでも最も多く用いられている。もともとインターネットで利用するために開発されたプロトコル。
　・NetBEUI：マイクロソフト社の Windows コンピュータのファイル共有機能などに利用されていた。
　・AppleTalk：アップル社の Mac コンピュータのファイル共有機能などに利用されていた。

☕ **Coffee Break** 「もしもし」も光の点滅で伝わる

　東京から大阪に、あるいは日本から外国に電話をするとき、その間には光ファイバを使った通信が介在します。光ファイバの中ではすべての信号は光の「点灯」と「消灯」で伝わります。したがって、長距離の電話でみなさんが「もしもし」と言った声は、途中からいったん光の点滅に置き換えられ、もう一度声の信号に置き換えられて相手に伝わっています。

● 実際の利用（アプリケーション）の通信を担当する（アプリ ケーション層の）プロトコル

・TELNET　：通信相手のコンピュータを遠隔操作する。

・FTP　　　：通信相手のコンピュータとデータファイルの送 受信を行う。

・HTTP　　：ウェブページ（ホームページ）のデータを送受 信する。

・SMTP　　：電子メールを送信する（メールサーバに電子 メールを送る）。

・POP　　　：電子メールを受信する（メールサーバから電子 メールを受け取る）。

表 5-3　OSI の 7 層ネットワークモデル

	名　称	役　割
7層	アプリケーション層	アプリケーション・プログラムの実現
6層	プレゼンテーション層	データの表現形式の提供
5層	セッション層	データの送受信方式の管理
4層	トランスポート層	通信データ内容の保証
3層	ネットワーク層	通信経路の制御
2層	データリンク層	個々の通信回線に特有の通信
1層	物理層	物理的な通信回線

OSI 参照モデル

OSI（Open Systems Interconnection） は、ISO（International Organization for Standardization 国際標準化機構） がネットワークの通信を、表 5-3 のよ うに、7層に分けてモデル化したもの である。ネットワークのプロトコルは、 この概念によって層別して考えること ができ、それぞれの層のプロトコルが 積み重なることで通信が成立する。た とえば、一般的な Ethernet で電子メー ルを送る場合でも、Ethernet のうえに TCP/IP、またそのうえに SMTP（また は POP）が乗って、電子メールのデー タが送信される。

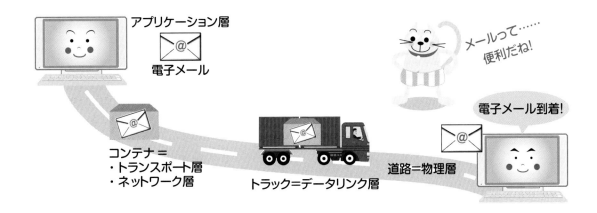

図 5-6　複数の層を使ったネットワークの通信

4 TCP/IP による通信の仕組み

　TCP/IP は、インターネットを含め現在のコンピュータ・ネッ トワークで最も多く用いられているプロトコルであり、トラン スポート層のプロトコルである TCP（Transmission Control

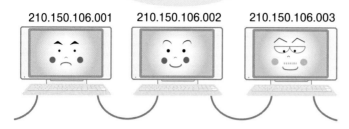

みんな違うね!

210.150.106.001　210.150.106.002　210.150.106.003

図5-7　IPアドレスはコンピュータごとに割り当てられる

Protocol）とネットワーク層のプロトコルであるIP（Internet Protocol）およびこれに関連するプロトコル群の総称である（**表5-3**を参照）。

　TCP/IPは、物理層とデータリンク層の上位で働くプロトコルである。よって、TCP/IPは、Ethernet、ATM、PPPの上に乗って、通信経路の制御や通信データの保証を行っている。

● IPアドレス

　TCP/IPによる通信では、相手のコンピュータを指定するときIPアドレスという番号を使用する。IPアドレスは、4 byteで構成される数字で、210.150.106.001というふうに、1 byteごとにピリオドで区切った4つの数値で表現される。よって、1つのネットワークには最大256 × 256 × 256 × 256台（約40億台）のコンピュータを接続することができる。

　IPアドレスは、同じネットワークのなかではコンピュータ1台につき1つユニークな（重複しない）番号が割り当てられなければならない。つまり、コンピュータをネットワークに接続するためには、まずIPアドレスを決めてやる必要がある。

● IPアドレスとマシン名

　TCP/IPを用いたネットワークではIPアドレスによって通信相手のコンピュータを指定すると説明したが、210.150.106.001などという呪文のような番号を人間が覚えて使い分けることはかなり困難である。そこで、人間が覚えやすい名前をコンピュータにつける方式が一般的になった。

　コンピュータにつけた名前を**マシン名**とよぶ。利用者は通信相手のコンピュータをマシン名で指定し、コンピュータはすでに登録されているIPアドレスとマシン名の一覧表のなかから該

当する IP アドレスを探し出して、相手のコンピュータと通信す
るのである。

　IP アドレスとマシン名の一覧表をもっていて、ネットワーク
内のコンピュータからの問い合わせに応じてマシン名に対応す
る IP アドレスを答えるサービスを行っているサーバ・コン
ピュータをネームサーバ（Name Server）あるいはドメインネー
ムシステムサーバ（Domain Name System Server、DNS
Server）という。

5 一般的な組織内ネットワークの例

　一般的なコンピュータ・ネットワークの例として、通信回線
に Ethernet、プロトコルに TCP/IP を使用した場合を紹介する。
大学や病院のネットワークは、この方式で構成されていること
が多い。

● **通信回線**
・光ファイバ
・ツイステッドペアケーブル（カテゴリー 5 ケーブルともよ
　ばれる）
・無線（電波や赤外線）

● **ネットワーク接続装置**
・ハブ：ネットワークに複数のコンピュータを接続するため
　の分配装置
・無線のアクセス・ポイント：無線でネットワークを利用す
　るための基地局となる装置
・ルータ：ネットワークとネットワークを接続する装置また
　はコンピュータ

■ NOTE ■

通信データの保証

　インターネットのような大規模なコ
ンピュータ・ネットワークでは、遠く
まで続く通信経路に問題があり、通信
相手のところまでデータを運ぶ途中で
データをなくしてしまうことがある。
もしそうなれば、正しいデータが通信
相手に届かないために、通信が途絶え
てしまう。TCP/IP プロトコルは、もし
も通信データが途絶えた場合でも、通
信相手にそのことを知らせてもう一度
データを送り直すことによって通信
データが正しく送られることを保証す
るだけの役割をもったプロトコルであ
る。

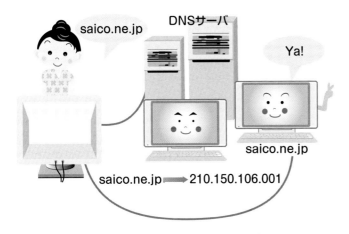

図 5-8　ドメインネームシステムサーバ（DNS サーバ）の役割

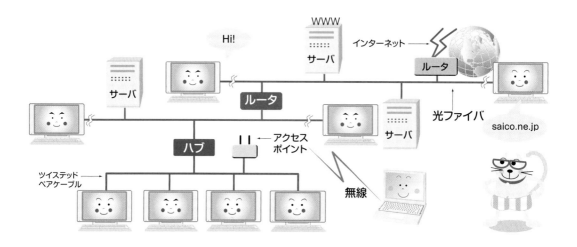

図 5-9　組織内ネットワークの例

・クライアント・コンピュータ：利用者のコンピュータ
・サーバ・コンピュータ：電子メール、ウェブページ（ホームページ）、文献検索、患者データベースなどをサービスするコンピュータ
・プリンタなどのネットワークで共有する装置

6 インターネットとは

　インターネット（Internet）はアメリカの国防総省のARPANETを起源とする世界最大のコンピュータ・ネットワークである。インターネットは文字どおり、ネットワークとネットワークをつなぐネットワークであり、全世界規模の巨大なネットワークとしてコンピュータ・ネットワークの代名詞になっている。インターネットは、電子メールやウェブページなど一般的な情報発信や情報検索はもちろん、医療の分野では遠隔医療、医療機関の医療データの通信、在宅医療などにも利用されつつある。

●インターネットへの接続

　インターネットにコンピュータを接続する方法には、以下の2つがある。
・組織内のネットワークからインターネットに接続する場合（病院、学校、会社など）
　　組織のコンピュータ・ネットワークがインターネットに接

▪▪▪▪▪ ▪NOTE▪ ▪▪▪▪

インターネットはどんなネットワーク？

　Internet という言葉は、inter とnetwork を組み合わせた造語で、「ネットワークをつなぐネットワーク」という意味である。
　これは、既存の複数のネットワークがあって、さらにそのネットワーク同士を接続するネットワークがインターネットであるということを意味する。最近では、インターネットといえば世界中のコンピュータを接続するネットワークというように思われているが、実は、図5-9 のようにネットワークとネットワークを接続する部分のみがインターネットとよべる。

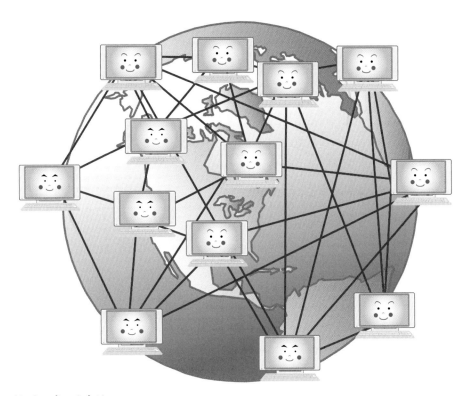

図 5-10　インターネットとは

　続されている場合は、コンピュータを組織内のネットワーク
に接続することでインターネットを利用できる。
　組織が利用料金を負担し、個人には利用料金がかからない
ことが多い。

・自宅などから個人でインターネットに接続する場合
　電話回線などを利用して ISP（Internet Service Provider、
インターネット接続業者、プロバイダ）に接続することで
インターネットを利用できる。接続にはモデムまたはターミ
ナルアダプタとよばれる装置が必要であるが、パーソナル・
コンピュータには標準的にモデムが組み込まれていることが
多い。
　電話料金に加えて ISP の利用料金も必要となる。最近は
ADSL や光ファイバによる高速通信（ブロードバンド）も普及
してきた。

●**インターネットのプロトコル**
　インターネットではプロトコルとして TCP/IP が用いられて
いる。このため、インターネットに接続するコンピュータには

NOTE

ISP とは
　ISP は、インターネット接続業者の
ことで、単にプロバイダともよばれて
いる。ISP は、組織のネットワークや
個人のコンピュータをインターネット
に接続するサービス（一般的には有料）
を行う会社あるいは組織のことである。
　ISP は、自社のネットワークを専用
線でインターネットに接続しているが、
専用線の料金は利用者から集めた利用
料金で賄っている。

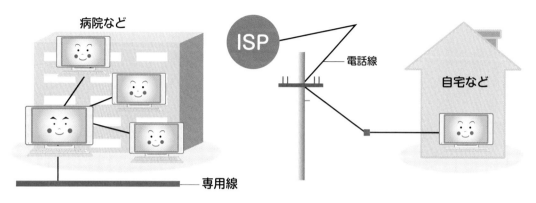

図 5-11　インターネットに接続するには

世界中でユニークな IP アドレスが必要である。インターネット全体の IP アドレスは、NIC（Network Information Center）と呼ばれる組織が管理しており、接続している組織に必要な分だけ割り当てられている。すでに述べたように、IP アドレスは最大で約 40 億台のコンピュータを識別できるが、初期の乱暴な割当て（現在からみれば）により IP アドレスが不足してきており、現在の IP アドレスに代わる新しい方式（IPv6）が試験運用されている。

●ドメイン名

　インターネットでは、接続されているネットワークを識別するためにドメイン名（Domain Name）とよばれる名称が使用さ

☕Coffee Break　インターネットの料金は誰が払っているのか？

　個人が ISP に公衆電話回線で接続したとき、市内通話料金だけでインターネットの向こう側にある世界中のコンピュータにアクセスできます。ISP の向こう側であるインターネットの通信回線の料金は誰が払っているのでしょう？

　ひと口にいってしまえば、インターネットの通信回線の料金はインターネットの利用者全員が分担しているといえます。ISP を含め組織のネットワークは専用線で接続され、インターネットを形成しています。新たにインターネットに加わる組織は、自分のネットワークをインターネットに接続するための専用線の料金を負担します。そうすることで、新しく参加した組織のネットワークはインターネットに接続しているネットワークとの通信が可能になり、逆にすでにインターネットに接続している組織のネットワークからも新しく参加したネットワークへの通信が可能になります。友だちの輪を広げて、「友だちの友だちは友だちだ」方式でインターネットは拡大しているのです。

　ISP は、利用者から集めた利用料金で専用線を借りてインターネットに接続していますから、ISP を利用しているあなたもインターネットを支えている1人です。

表 5-4　ドメイン名の決まり方

組織の種類		国　名	
アメリカ以外	アメリカ	日本	jp
企業　　　　co	com	イギリス	uk
政府機関　　go	gov	オーストラリア	au
教育機関　　ac	edu	カナダ	ca
ネットワーク　ne	net	アメリカ	何もつけない
任意団体　　or	org		

れている。組織内のコンピュータ・ネットワークと同様に、IP
アドレスは数字の羅列であるため、人間にはなじまないのがそ
の理由である。ドメイン名はインターネットに接続された組織
の名前と考えればよい。したがって、ある組織のネットワーク
に接続されたコンピュータと通信する場合には、ドメイン名に
コンピュータの名称であるマシン名を加えた名称で通信相手の
コンピュータを指定する。

　このことから、インターネットを利用してコンピュータが通
信する際には、ドメインネームシステムサーバ（DNS サーバ）
とよばれる IP アドレスとドメイン名やマシン名を変換するサー
バ・コンピュータを必要とする。

7　電子メールの仕組み

　インターネットで最も多く利用されているのは、おそらく電
子メール（Electronic Mail）であろう。電子メールは、その名の
とおり、コンピュータ・ネットワークを用いて電子的に送受信
される手紙のことで、E-Mail（イーメールと読む）と略称でよ
ばれることもある。

　電子メールの送受信には電子メールアドレスという「住所」
を用い、電子メールを配送してくれる「郵便局」の機能をもっ
たメールサーバが必要となる。

　電子メールアドレスは、メールサーバに登録された利用者の
ID、電子メールサーバの名前およびドメイン名で構成される。

　また、電子メールは、以下の方法で送受信される。

　電子メールには、添付書類という機能があり、通常の文章の
ほかにプログラムファイルやデータファイルを電子メールに
「添付」して送ることができる。画像や音、さらには動画もコン
ピュータのデータファイルとして扱うことができるので、画像、
音、動画も電子メールで送ることができる。

ドットコム（.com）とは

　アメリカの組織のドメイン名は、国
名がつかないことと組織の種別を 3 文
字で表すという点で、アメリカ以外の
国の組織のドメイン名とは異なる。

　最近よく耳にする「ドットコム
（.com）」とは、アメリカの民間企業を
示すドメイン名の最後の部分を指して
いる（表 5 - 4 を参照）。

　「ドットコム（.com）」という言葉は、
インターネットを活用した企業活動を
指しており、電子ビジネスを象徴する
言葉として用いられているようである。

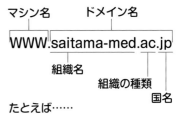

たとえば……
　　　日本のサイオ出版
　　　scio-pub.co.jp
　　　アメリカのサイオ出版
　　　scio-pub.com

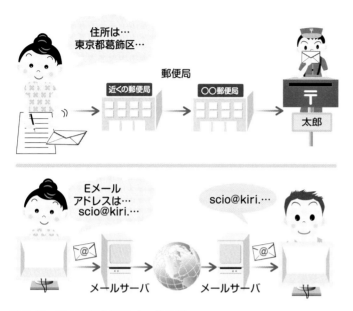

図 5-12　日本郵便と電子メールの違い

電子メールは「局留郵便」

　送信者の出した電子メールは、受信者の登録されているメールサーバまで送られるが、受信者のコンピュータまでは直接には送られない。

　受信者が、自分のメールサーバに、自分宛の電子メールが届いているか確認してはじめて電子メールを受け取ることができる。このことから、「電子メールは局留郵便である」といわれ、受信者が電子メールを読んだかどうかは送信者にはわからない。したがって、電子メールによる通信は、受信者が1日に1回程度は電子メールの到着を確認しないと成り立たない。「電子メールを送ったよ」と電話で知らせるという、笑えない笑い話もある。

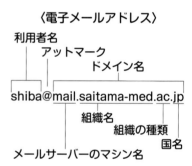

〈電子メールアドレス〉

利用者名
　　　アットマーク
　　　　　　　ドメイン名

shiba@mail.saitama-med.ac.jp

　　　　　　　　組織名
　　　　　　　　　　組織の種類
　　　　　　　　　　　　国名
メールサーバーのマシン名

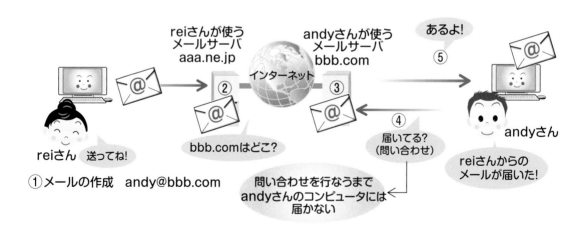

図 5-13　電子メールの送られる道順

8 ウェブページ（ホームページ）の仕組み

　WWW（World Wide Web）とよばれる通信方式が開発される前は、インターネットによる情報検索は文字だけの世界であった。WWW はインターネットの利用を爆発的に増加させ、その普及により我が国でも 1995 年頃からインターネットが活発に利用され始めた。WWW を指してインターネットと称されるほどで、WWW はインターネット利用の花形となった。

　WWW は、HTML（Hyper Text Markup Language）というウェブページを作成するための言語で書かれたプログラムファイルや画像データを蓄積した WWW サーバ（HTTP：Hyper Text Transfer Protocol というプロトコルでサービスすることから HTTP サーバともいう）と、利用者のコンピュータで動作するブラウザとよばれるアプリケーションソフトウェアが通信することで、利用者のコンピュータにウェブページを表示する仕組みになっている。

　WWW を利用して情報検索するとき、目的の WWW サーバに接続する必要があるが、このとき WWW サーバや特定のウェブページを指定する住所を URL（Uniform Resource Locator）という。URL は、一般的に以下の形式で表現される。

http://www.saitama-med.ac.jp/hospital/index.html

　WWW サーバの最初のウェブページをホームページとよぶが、このことから、すべてのウェブページをホームページと表現することが多くなってきた。ウェブページには通常の文字や画像

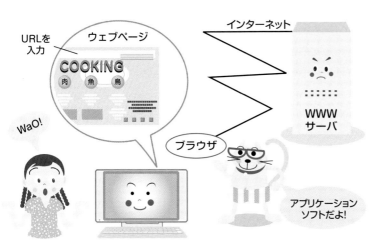

図 5-14　ウェブページの閲覧の仕組み

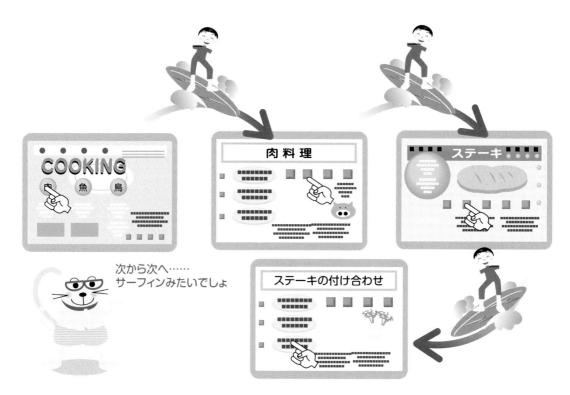

図 5-15　ウェブページのリンク

のほかにリンクとよばれる次のページへの「入り口」があり、画面上のリンクをクリックすることによって次のページに進んで、次々に新しい情報にアクセスできる。

　インターネットを介して世界中には数百万ともいわれる数のWWWサーバが接続されており、ウェブページの数はさらに多い。このなかから必要な情報をみつけ出すことは、ウェブページを順番に閲覧していたのでは不可能に近い。

　そこで、ウェブページに記載されている文字情報のうち特定のキーワードをデータベースとして蓄積し、そのなかから検索したい文字列を含むページだけを抽出してくれる検索エンジンをもったウェブページができてきた（検索サイトや検索ページともよばれる）。検索エンジンをもつウェブページを活用することで、世界中に無数にあるウェブページのなかから必要な情報を簡単に効率よく検索できるようになった（図 5-15）。

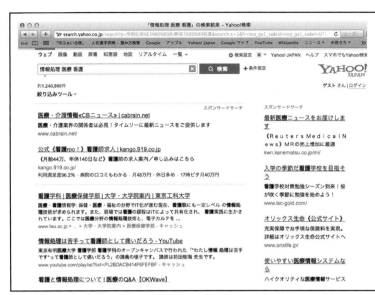

図 5-16　検索サイトによる検索の例：代表的な検索サイトの 1 つで
ある YAHOO JAPAN（https://www.yahoo.co.jp）で、「情報処理」
「医療」「看護」をキーワードに検索した結果

NOTE

ウェブサイト

　ウェブページを提供するサーバを、ウェブサイトとよぶことがある。サイトは、組織や団体を意味する言葉で、ウェブサイトとはウェブページを提供するサーバを運用する組織を指す。一般には、ウェブサーバ、WWW サーバ、HTTP サーバおよびウェブサイトは同じ意味で使われる。

9 コンピュータ・ネットワークのセキュリティ

　組織内のコンピュータ・ネットワークやインターネットによって世界中のコンピュータとリアルタイムで通信できるようになり、まさに時空を超えた情報交換が可能になった。しかし、便利さの影には危険が潜んでいる。コンピュータ・ネットワークを安全に利用するためには、そこに潜む危険性を知り、危険を回避する方法に関する知識が必要となる。また、インターネットは多くの人間が集まったコミュニティであり、そこには一般社会と同じ道徳や倫理も必要となる。

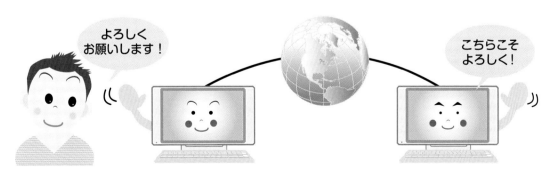

図 5-17　インターネットの利用には一般社会と同じ道徳が必要

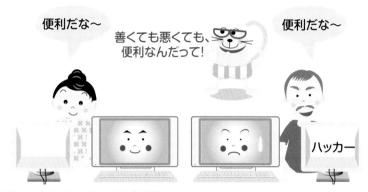

図 5-18 インターネットの危険性

●コンピュータ・ネットワークのセキュリティ

コンピュータ・ネットワークは、自分のコンピュータを中心に考えた場合は組織内や世界中のコンピュータにアクセスできる大変便利なものであるが、インターネットの向こうにいる悪意をもった人間からみれば悪事を働く先のコンピュータをつないでくれる大変便利なものである。ネットワークに接続されたコンピュータは、常にネットワークの向こう側から「狙われている」と認識しなければならない。「コンピュータ・ネットワークの安全は人任せ」という考え方では安全は手に入らない。コンピュータ・ネットワークのセキュリティには、利用者1人ひとりの安全性に対する意識の向上が欠かせない。

ネットワークに接続されたコンピュータは、組織内のネットワーク、インターネットを問わず以下の危険にさらされていると考えるべきである。

- ・不正アクセス：アクセスを許されていない者が不正にコンピュータを利用する。
- ・改ざん・ねつ造：コンピュータのデータを勝手に書き換えてしまう。
- ・盗聴：ネットワークの回線の一部を監視し、送信されている情報を盗み見する。また、IDやパスワードなどの情報を盗み見し、不正アクセスや改ざん・ねつ造に利用する。
- ・コンピュータウイルス：コンピュータのデータやプログラムに潜んで、コンピュータに異常な動作を起こさせるプログラム。

このような危険を避けるための方法として、以下のものがあげられる。

・不正アクセスや改ざん・ねつ造に対して

　パスワードを厳重に管理する。パスワードは人の名前とか誕生日など容易に類推できるものは避ける。IDと同じなどは論外。また、ファイルの共有をゲストに（誰にでも）許すのも絶対に避けるべきである。

・盗聴に対して

　他人にみられたくないデータは暗号化して通信するのが原則。ウェブページではTLS/SSLとよばれる方法で通信内容を暗号化しているところもある。

・コンピュータウイルスに対して

　定期的なコンピュータウイルスのチェックが必要。また、電子メールの添付書類で送られるタイプも増加している。組織外の知らない人から送られてきた電子メールに添付書類があった場合、すぐに削除するか、組織内のネットワーク管理者に相談するくらいの慎重さで対応すれば、電子メールによるコンピュータウイルスの感染は防ぐことができる。

　組織内のコンピュータ・ネットワークでは「敵」は少ないが、インターネットともなれば「世界中から狙われている」といっても過言ではない。とくに、医療機関や大学は恰好の「標的」となる。そのため、多くの組織ではインターネットからの不正侵入を防ぐ目的でファイアーウォールを設置している。ファイアーウォールは、文字どおり「防火壁」であり、インターネットからの不正侵入を防御する「関所」の役割をしている。ファイアーウォールでは、組織内のコンピュータからの通信は通すが、インターネット側からの通信に制限をかけている。このため、安全性は向上するが、便利さは減少するという短所もある（前述の安全性と使いやすさのトレードオフの関係）。

●インターネット利用における倫理・道徳、犯罪行為の防止

　コンピュータ・ネットワーク、とくにインターネットは、多くの人間が集まったコミュニティであり、「他人」の集まりであるともいえる。したがって、インターネットを用いた情報発信には、他人を不愉快にさせたり傷つけたりしないような配慮が必要である。仲間内ではなんでもない表現でも、他人からみれば「傷つけられた」と解釈される場合もあるので十分に注意したい。まして、意図的に誹謗・中傷を行うことは厳に慎まなければならない。

パスワードのワースト10

　米国のセキュリティソフトウェア企業より「最悪のパスワード」が毎年発表されている。2018年のワースト10は以下のとおりである。

1. 123456
2. password
3. 123456789
4. 12345678
5. 12345
6. 111111
7. 1234567
8. sunshine
9. qwerty
10. iloveyou

　「123456」と「password」は6年連続で1位、2位となっており、9位「qwert」は英語キーボード配列を左上から順番に並べただけある。安易なパスワード設定をしてはいけない。

TLS/SSL

　当初、SSL（Secure Sockets Layer）という名称で、ネットスケープ・ナビゲータとよばれるブラウザで有名なネットスケープ社が提唱したウェブページの暗号化方式で、盗聴を防ぐために用いられた。

　その後、標準化によりTLS（Transport Layer Security）に名称変更され、TLS/SSL（Transport Layer Security/Secure Sockets Layer）とよばれるようになった。

　TLS/SSLを用いたウェブページのURLはhttps:// で始まり、暗号化が行われているときは、ブラウザのURL欄に緑色の鍵マークが表示される。

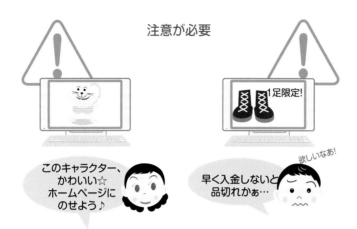

図 5-19　著作権や詐欺にも注意が必要

　一方で、一般社会と同じように、あるいは一般社会以上に危惧されるのが、著作権の侵害、肖像権の侵害、プライバシーの侵害などの問題である。ウェブページで公開されている文章や画像は簡単に手に入り、劣化させることなく第三者に送ったり、自分の作成したウェブページに掲載できる。また、雑誌の記事などの印刷物であってもイメージ・スキャナを用いれば簡単に掲載できる。それらは瞬時に世界中に広まることもある。このことによって、金銭的損害や精神的苦痛を受ける人も出てくることを知っておかなければならない。現実に、企業のページに掲載されている画像を勝手に自分のウェブページに掲載し、翌日にその企業から損害賠償を請求するような知らせを受けた人もいる。

　また、ネットワークを使った詐欺行為にも注意が必要である。ある日突然、身に覚えのない脅迫めいた請求が、電子メールで送られてくることもある。あるいは、買い物の注文をして、お金を送金しても品物が届かないこともある。一般社会と同じように、身に覚えのない脅しに乗ってはいけない。また、お金を払う場合には、相手が信用できるかどうかを自分で判断する必要がある。

練習問題　exercises

Q1 コンピュータ・ネットワークとは、コンピュータ同士を（　a　）で接続し、互いの（　b　）を共有できるものをいう。通信には、その手順である（　c　）も必要である。

Q2 コンピュータ・ネットワークは、そのつながり方によって分類できる。主な3種類のつながり方の名称と、それぞれの図も示しなさい。

Q3 LAN と WAN の違いを説明しなさい。

Q4 10Mbps の通信回線で1秒間に送ることのできる文字数は、JIS コードでは何文字か。

Q5 通信専用回線と公衆回線の違いを説明しなさい。

Q6 TCP/IP を用いたネットワークにおいては、コンピュータは（　a　）で識別される。また、（　a　）は数字ばかりで人間には扱いにくいため、（　b　）で識別する仕組みがあり、（　b　）を（　a　）に変換するサーバ・コンピュータを（　c　）とよぶ。

Q7 以下のコンピュータは、どこの国の、どんな種類の組織に属すると考えられるか。
　　www.umin.ac.jp　　　　　ftp.nasa.gov　　　　　mail.abc.co.uk

Q8 電子メールを受け取ったとき、できるだけ早めに返事を出したほうがよい理由を説明しなさい。

Q9 インターネットのセキュリティに関する以下の文章の（a）から（e）にあてはまる語句を答えなさい。
・アクセスを許されていない者が不正にコンピュータを利用することを（　a　）という。
・（　a　）を防ぐためには（　b　）を厳密に管理する必要がある。
・盗聴からデータを守る方法の1つに（　c　）がある。
・（　d　）とは、コンピュータのデータやプログラムに潜んで、コンピュータに異常な動作を起こさせるプログラムである。
・組織全体のネットワークを守るための、防火壁となるシステムを（　e　）という。

6 医療とコンピュータ

情報処理編

第1章で示したとおり、現代の医療は高度に情報化され、コンピュータがなければ成立しないほどになっています。さらには、日常の医療のなかでも気がつかない部分でコンピュータの恩恵を受けているのです。

この章では、電子カルテやオーダリングなどの病院情報システムを中心に医療におけるコンピュータの応用例を概観することで、医療とコンピュータのかかわりあいを理解し、医療の情報化について学びます。また、遠隔地を結ぶ医療や医療情報の提供など、インターネットと医療のかかわりあいについても触れます。

1 医療現場におけるコンピュータの利用

医療の現場でコンピュータは、下記のように、医療機器の制御と医療情報の処理の目的で用いられている。小規模な診療所や医院でも会計処理や患者データの管理にコンピュータが利用され、大規模な病院ではそれ以外にも外来診療、検査、薬局、入退院、給食などの病院業務を行う電子カルテ、オーダリング、物流システムなどの、いわゆる病院情報システムとして、病院内のあらゆる場所でコンピュータが用いられている。

●コンピュータで制御される医療機器の例
- ・CT スキャナ（コンピュータ断層撮影装置）
- ・MRI（磁気共鳴画像）
- ・X 線撮影装置
- ・血液検査、尿検査などの検査機器
- ・心電計
- ・電子血圧計
- ・輸液装置

●コンピュータによる医療情報の処理
- ・病院情報システム（電子カルテ、オーダリング、物流システムなど）
- ・単独のコンピュータによる会計処理など
- ・インターネットを用いた遠隔医療
- ・インターネットを用いた医療情報の提供
- ・医学研究や看護研究

NOTE
CT（computerized tomography）

コンピュータを使った断層撮影という意味。

X 線を人体にいろいろな角度から照射し、X 線の透過度の違いから断層画像を計算して、断層撮影を行う装置。

NOTE
MRI（magnetic resonance Imaging）

磁気共鳴という現象を利用した画像撮影という意味。

原子核に非常に高周波で強い磁場をかけたとき生じる共鳴、つまり核磁気共鳴（NMR）を臨床画像診断装置に応用した断層撮影装置を指す。

CT に比べ、骨の影響を受けない、鮮明な画像が得られる、造影剤を用いなくても大きな血管の撮影ができるなどの長所をもつ。また、CT は X 線を使用するが、MRI は磁気を使用するため X 線被曝がない。

表6-1　紙（伝票）を必要とした主な病院の業務

医　事	患者登録、会計、レセプト作成、病歴管理
診　察	診察記録、看護記録、処方オーダー、検査オーダー
検　査	検査受付、検査報告、記録（X線写真や心電図を含む）、精度管理
薬　局	処方受付、調剤、医薬品情報管理、在庫管理
給　食	給食受付、食数管理、栄養管理
物　流	各種医療材料や消耗品などの発注、納品、管理、配布

2 病院情報システム

　病院の業務のなかで取り扱う情報は多岐にわたる（表6－1）。病院の業務にコンピュータが導入される前は、これらの情報はすべて「紙」を用いて処理されてきた。

　医療機関の扱う患者さんの氏名、生年月日、住所など基礎的データ、診療のデータ、検査のデータ、医療画像データ、薬剤のデータ、会計のデータなどはすべてコンピュータが扱うことのできるものであり、ほとんどのデータ処理はコンピュータ化できる。コンピュータが他の機械より優れている点は、あらゆる種類の情報やデータをすべて共通のものとして扱えることにある。コンピュータでは数値、文字、画像、音声、動画など医療で必要とされる情報やデータをすべて「0」と「1」だけで扱える。医療サイドからみれば、コンピュータは医療に必要なあらゆる情報を処理するために開発されたようなものである。

　第1章で述べたように、医療は高度化し複雑になり、**医療の安全性**、**質の高い医療の提供**、**患者サービスの向上**、**病院業務の効率化**、**医療情報の管理と提供**などが強く求められるようになってきている。これらを実現するために、病院内の各種の指示を処理するためのオーダリング・システム、診療録や看護記録をコンピュータに置き換えた**電子カルテ・システム**、病院で使用する医療材料や薬剤の発注・在庫・払い出しなどを一元管理する**物流システム**などの病院システムが、大規模な病院を中心に導入されつつある。

①小規模の医事会計システム

　患者さんの基本的な情報の記録、保険点数の計算、レセプトの印刷を目的としたシステムで、主に診療所で用いられている。単独のコンピュータであり、他のシステムやコンピュータとの連携はなく、診療録（カルテ）の保存などの機能ももたない。

■■■■■■ NOTE ■■■■■■

保険点数

　医療機関が受け取る診療報酬は、個々の診療や薬に対して国が定めた保険点数を使って計算される。「保険診療」においては、保険点数は1点あたり10円として計算され、患者さんはその3割を負担する。健康保険に加入していなかったり、保険診療で認められていない治療や薬を使う場合は、患者さんが全額負担する「自由診療」となる。自由診療の場合でも診療の報酬は保険点数をもとに算出されるが、1点あたりの金額が10円よりも高くなることもある。

■■■■■■ NOTE ■■■■■■

レセコン

　レセプト（診療報酬明細書）を作成することを目的としたコンピュータ・システムを、略して「レセコン」とよぶことがある。「レセコン一体型・電子カルテ」という名称で販売されているシステムは、電子カルテ機能に加えてレセプト処理機能も備えたものである。

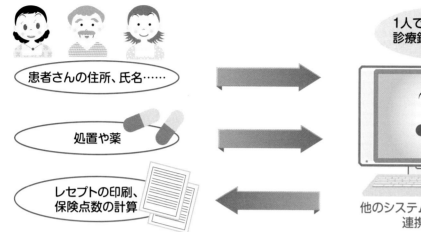
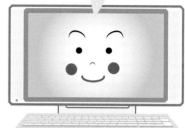

図 6-1　医事会計システム

②オーダリング・システム

　オーダリング・システム（オーダーエントリー・システムと
もよばれる）は、コンピュータ・ネットワークで接続されたコ
ンピュータを病院内のあらゆる箇所に分散して配置し、病院内
で発生する各種の指示（オーダー）を診察室などのオーダーが
発生する場所で入力（発生源入力）し、中央に設置されたサーバ・
コンピュータで病院内の各種のオーダーを統一的に管理するこ
とによって、病院業務を正確かつ迅速に処理することを目的と
したシステムである。ただし、あくまでも指示を伝達するため
のシステムであり、診療録をコンピュータ化した電子カルテ・
システムとは異なる。

　オーダリング・システムが導入される以前は、医師の手書き
した伝票を人が運搬する形式であった。このため、指示が迅速
には伝わらず、大きな病院であるほど患者さんの待ち時間が長
い傾向があった。これを改善するために病院内にパイプを張り
巡らし、伝票を入れたカプセルを空気の力で搬送する装置が多
くの病院に導入された時期もあった。

　オーダリング・システムは、その名のとおり「オーダー（指示）」
を処理するシステムで、医師が指示する検査、処置、投薬、ま
たそれらの会計処理にかかわる紙の伝票の代わりに、コンピュー
タの画面でオーダーを出すシステムである。これによって、患
者さんは待ち時間の短縮などの恩恵を、病院側は効率化による
経費節減などの恩恵を受けることができる。

　単純化した例を使って比較してみよう。従来の紙を使った方

■■■■■■ NOTE ■■■■■

発生源入力

　病院システムでは、データの入力を
それぞれの現場で分散して行う。この
ようにデータが発生する場所でデータ
を入力する方法を**発生源入力**とよぶ。

式では、患者さんと紙が常に同時に動き、それぞれの場所で「待ち」が生じる。その結果、受付から会計の完了までには相当の時間が必要であった（**図 6-2-A**）。

　オーダリング・システムを使った場合は、受付に要する時間は紙を用いた場合と同じであるが、受付が完了した時点で患者さんのデータが診察室のコンピュータに届き、診察室で医師が入力した検査、処置、投薬などの情報は検査室、薬局、会計に送られる。薬局と会計では診察室で医師が入力したデータに基づいて処理が行われ、患者さんの待ち時間は大幅に短縮される（**図 6-2-B**）。

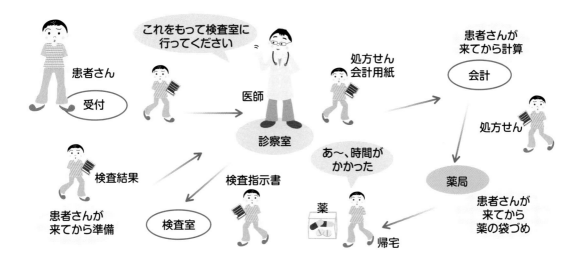

図 6-2-A　従来の紙による処理

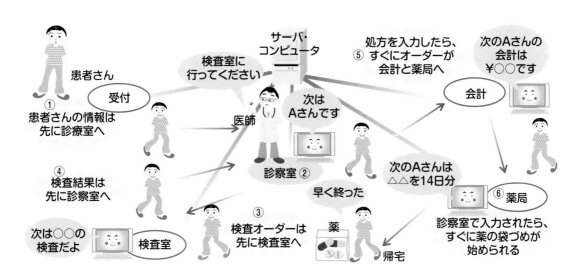

図 6-2-B オーダリング・システムによる処理

もう1つ、オーダリング・システムには、医療の安全性の向上という大きな役割がある。

●記入、転記、読み取りのミスの防止

手書きの伝票を用いていると、記入ミス、転記ミス、読み違いなどの人為的なミスの機会が多い。たとえば、医師は1人の患者さんの指示を出すだけでも、検査、処置、処方などに患者さんの氏名やIDなどを何度も書かなければならず、伝票の記載だけでも閉口していた。当然、記入ミスや転記ミスなどが生じる可能性がある。一方で指示を受ける看護師や薬剤師には、手書きの伝票が読みにくいために読み取りミスを起こす危険性が潜んでいる。過酷な労働のなかで、大きな事故が起こらないことは、むしろ幸運と考えるべきなのかもしれない。

オーダリング・システムを導入することによって、これらの問題点の多くを解決できる。患者さんの氏名やIDは、初診時にオーダリング・システムに登録され、以後、各種のオーダーの際には自動的に付加されていく。このことだけでも記入ミス、転記ミスなどの人為的なミスを格段に低減できる。伝票を読む側にとっても、コンピュータの画面に表示されたり、プリンタで印刷された「きれいな文字」であれば読み間違が起こりにくくなる（図6-3）。

●投薬の間違いの防止

オーダリング・システムが導入されると、その病院で使われ

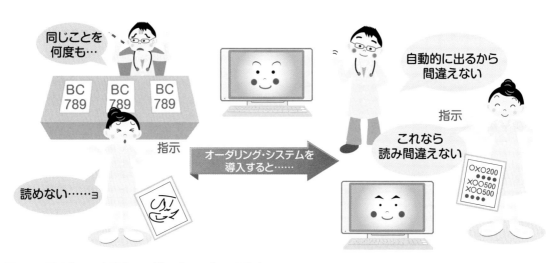

図6-3　記入ミス・転記ミス・読み違いのミスを防ぐ

94

る薬剤はオーダリング・システムに登録される。それぞれの薬剤の用量、危険度（劇物、毒物）もオーダリング・システムに登録し、医師が用量を超えた投薬指示や劇物を選択したとき、そのことを警告する機能を付加すれば、薬の用量の間違いや誤って劇物を選択してしまうことを防ぐことができる。

●投薬の重複の防止

また、投薬の重複もオーダリング・システムによってチェックできる。紙の伝票の場合、同じ病院内であっても診療科が違うと、すでに他の診療科で出されているのと同じ薬や、薬が異なっても同じ成分を含むものを処方してしまい、薬の重複が起こることがある。たとえ「一患者・一カルテ」であっても、見落としの可能性がある。オーダリング・システムでは「一患者・一カルテ」の概念のもと、医師が重複して処方しようとした際に「その成分はすでに○○科で処方されています」といった注意を表示することによって、薬の重複を防ぐことができる（**図6-4**）。

このようにオーダリング・システムは、医療の効率化や安全性の向上に大きく寄与してくれるものではあるが、いくつかの課題も残されている。医師が診察室でコンピュータを操作するため、患者さんから「コンピュータばかりみていて、私を診てくれない」という不満が出ている（コンピュータの操作の問題）。また、将来の課題として、病名を入力あるいは選択すると、薬の処方など標準的な治療方法や保険診療適用の有無が表示されるようにすることもあげられている（インテリジェント化の課

■■■■■■ NOTE ■■■■■■

一患者・一カルテ

旧来の診療録（カルテ）は、総合病院の場合には同じ患者さんであっても診療科ごとに作成され、同じ病院のなかでも1人の患者さんの診療録が複数存在していた。したがって、同じ病院でも診療科が異なると、どんな治療をしているのかがわかりにくく、薬の重複の検出が困難であった。「診療録は医師のもの」という考え方が強かった時代の話である。

しかし、現在の診療録は「患者さんの病気の記録」という概念に基づき、複数の診療科にかかっている場合でも診療録は1つにまとめられている。電子カルテでは、看護記録も含めて「患者さんの病気の記録」となる。

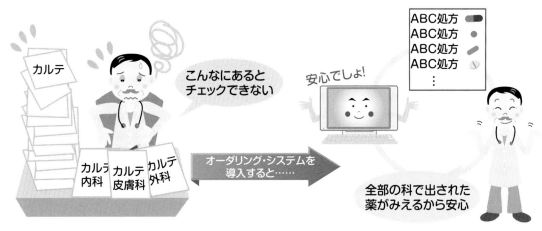

図6-4　薬の用量や種類の間違いの防止

表6-2　オーダリング・システムのメリット

待ち時間の短縮
◎伝票の運搬時間の短縮
◎会計処理時間の短縮
◎検査機器や薬剤自動化装置との連動による時間の短縮
医療安全の向上
◎転記や読み取りミスの防止
◎薬剤の用量や種類のチェックによる投薬ミスの防止
◎投薬の重複の防止（病院内の他科との重複）
医療の効率化（さらには医療費の軽減）
◎伝票の運搬にかかわる人件費の削減
◎会計処理やレセプト処理の効率化による経費の削減
◎物流システムとの連携による効率化と経費の削減

題）。これらは、技術的な開発、オーダリング・システムの普及や電子カルテ・システムと連携の深まりによって、徐々に解決されていくものと見込まれている。

③電子カルテ・システム

　電子カルテ・システムは、その名のとおり診療録（カルテ）をコンピュータの電子的な記録として扱うシステムであり、単純にいってしまえば診療録をコンピュータの画面から入力したり閲覧したりするシステムである。診察室やナース・ステーションから冊子の診療録が消え、その代わりにコンピュータの画面をながめることになるだけのことなのだ。

　しかしながら、診療録を紙からコンピュータに置き換えることによって、紙の診療録では実現できなかったさまざまな利点が生まれる。患者中心の医療を推進していくために、電子カルテ・システムに大きな期待が寄せられ、先進的な病院や特定機能病院での導入が始まっている。

　診療録は、患者さんの病気の記録を残す、医療費の算出のもとになる、さらには医師の行う医療行為の免責の証など大変重要なものであり、法律などによって厳格に規定されている。このように大切な診療録をコンピュータに置き換えることは、長い間認められていなかった。しかし、平成11年4月に厚生労働省から出された「診療録等の電子媒体による保存について」という電子カルテに関するガイドラインによって、ようやく日本でも電子カルテが認められるようになった。

　電子カルテ・システムは、外見上はオーダリング・システムとほぼ同じで、コンピュータ・ネットワークで接続されたコンピュータを病院内の各所に分散して配置し、中央に設置された

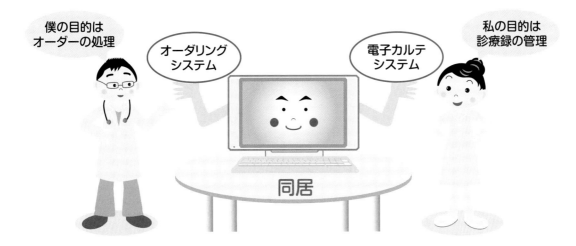

図6-5　オーダリング・システムと電子カルテ・システムの違い

サーバ・コンピュータに蓄積された診療録の情報を共有するシステムである。両者の違いは、オーダリング・システムがオーダーを処理することを目的としているのに対し、電子カルテ・システムは診療録を電子的に管理することを目的としている点にある。ただし、診察室などにオーダリング・システムのコンピュータと電子カルテ・システムのコンピュータを分けて複数台設置することはない。両者は同じコンピュータで動作し、連携して病院システムを構成している。（図6-5）

　電子カルテ・システムにとって基本的で不可欠な要件は、真正性、見読性、保存性である（図6-6）。上記のように医療行為を行ううえで診療録は大変重要なものであり、改ざん（書き換え）や紛失は許されない。
・真正性：改ざんなど不正に書き換えが行われないことを保証する
・見読性：いつでも人の目にみえるかたちで表示できることを保証する（紙への印刷を含む）
・保存性：データが消えてしまわないことを保証する

真正性のもう1つの意味
　電子カルテ・システムにかぎらず、真正性は、重要な書類や証書などが不正に改ざん（書き換え）されていないことを保証することである。
　さらには、保存されている情報を誰がいつ記載したのか、あるいは変更したのかについても「真に正しい」ことを保証しなければならない。

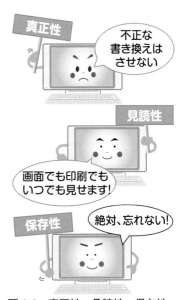

図6-6　真正性・見読性・保存性

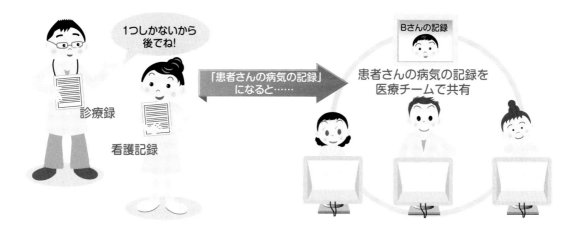

図 6-7 診療録と看護記録の融合

　電子カルテ・システムでは、これまでの紙の診療録で実現できなかった各種の機能や思想が導入される。

● 診療録と看護記録の融合

　紙の記録では、診療録と看護記録は別のものであった。物理的に1つしかないものを医師や看護師で共有することができなかったからである。しかし、電子カルテ・システムでは各所に配置されたどのコンピュータからでも同時に複数の医師や看護師が閲覧可能となることから、診療録と看護記録を融合させ、「患者さんの病気の記録」として扱うことができる。このことによって、医療チームの全員が患者さんの病気の記録を共有し、よりよい医療を提供できるようになる。

　患者さんの病気の記録を医療チームの間で共有するためには、全員がその内容を正確に把握する必要がある。このために、POS（Problem Oriented System 問題指向型システム）の思想で、SOAP（Subjective, Objective, Assessment, Plan）の表現方法を用いる。

● 医療の標準化

　本来はないほうがよいが、現実には経験の浅い医師や看護師と経験豊かな医師や看護師とでは技量が異なる。また、医師によって同じ症状でも用いる薬剤や治療方法が異なることがある。看護師の立場からは医師の治療方針が決まるまでは看護計画が立てられないという問題があり、患者さんの立場からは、自分

の治療がどのように進められて、いつごろ退院できるのかを事前あるいは入院中に知りたいという希望がある。これを解消する方法の1つにクリティカル・パスとよばれるものがある。

　クリティカル・パス（Critical Pass, あるいはクリニカル・パス Clinical Pass）は、治療のための「工程表」あるいは「日程表」といえる。医師の立場からは治療方法や薬剤が示された「標準的な治療方法」であり、看護師の立場からは「標準的な看護計画」となる。これによって、経験の違いによる差の少ない、質の高い医療が提供できるようになる。さらには、病院で用いられる薬剤が標準化されることによる薬局業務の効率化にもつながる。

　患者さんの立場からは、入院初日は翌日の検査のために夕食なし、お風呂に入れる、2日目には検査、どんな目的で行われてどの程度苦痛があるか、3日目は手術、手術の後はどの薬が投与されるか、何日目に一般病棟に戻れるのか等々、入院から退院まで、自分が受ける医療行為を具体的に知ることができる日程表である。入院患者さんにとって「明日はどうなるのか？」が大きな関心ごとであり不安ごとであったが、クリティカル・パスの導入によって大きく改善される。

　実はクリティカル・パスは、電子カルテ・システムとは無関係に以前から存在していた。その目的は、これまで述べたような医療の質の改善である。電子カルテ・システムに組み込むことによって、より効率的にクリティカル・パスが運用できるようになる。

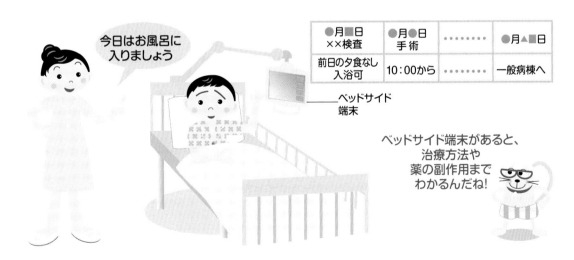

図6-8　電子カルテ・システムによるクリティカル・パスの効率的運用

●患者さんが理解し納得できる医療

電子カルテ・システムがめざす大きな目標の１つには、インフォームド・コンセントやセカンド・オピニオンなど、患者さんが理解しやすい、納得できる医療の実現がある。無論、電子カルテ・システムのみでこれが実現できるわけではなく、電子カルテ・システムがそれを実現するために患者さん、医師、看護師を強力にサポートしていくのである。

具体的な例を示そう。電子カルテ・システムを導入している病院では、「ベッドサイド端末」というコンピュータを患者さんのベッドのすぐ脇に設置しているところがある。患者さんは、このコンピュータを使って自分のクリティカル・パスをみることができ、今後どのような治療を受けるのか、明日飲む薬にはどんな効果がありどんな副作用があるのかなどを知ることができる。また、複数のメニューのなかから食事を選択することもできる。最も情報公開の進んだ病院では、一部ではあるが自分の診療録をみることもでき、インターネットを使って自分の病気に関する情報を検索してセカンド・オピニオンの手助けをすることも可能である。これらは、コンピュータ・ネットワークで接続された電子カルテ・システムであるからこそ実現できることである。

もうひとつ、医師が患者さんに病状の説明や薬の効果を説明する場面を考えてみよう。旧来の診療録では、一般的に検査結果は数値でのみ示され、患者さんには理解しにくいものであった。人は数字よりも視覚的にとらえられる絵やグラフのほうが理解しやすい。血圧測定の結果を時系列（検査日を横軸）にして、さらに投薬の情報などを加えたグラフを提示すると、患者さんにも検査結果や薬の効果を理解しやすくなる（図6-9）。これも検査データをコンピュータのデータとして保存する電子カルテ・システムだからできることである。

●医師や看護師の業務の効率化とミスの防止

電子カルテ・システムの導入は、病院業務の効率化とミスの防止にも大きく貢献する。たとえば、医師が診療録をまとめる際、旧来は病名や薬剤の名称などの「決まり文句」を毎度書かなければならなかった。さらに、紙で報告される検査結果を診療録のページに貼りつける、ほぼ同じ疾患であっても退院サマリーを最初から書かなければならないなど、病院関係者以外からは

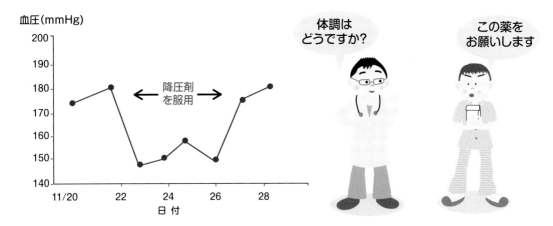

図 6-9　薬の効果をグラフで示すと理解しやすい

想像しにくい部分で余計な労力を使っていた。

　電子カルテ・システムでは、基本的には病名、処方など診療録に記載するべき決まり文句は、画面上で選択する方式をとっている。もちろん検査結果は、自動的に追加される。また、退院サマリーなども標準化された文章が用意され、対象の患者さん特有の部分のみを記載するだけでよい。これらによって、医師は本来の仕事に使える時間が増え、患者さんと向き合う時間が増やせるようになる。また、作業が自動化されることによって、ミスを生じる可能性も減らすことができる。

　看護の業務についても、具体的な例をみていこう。電子カルテといえば、病室に無線 LAN で接続されたノート型のコンピュータを持ち込んで、体温や心拍数をその場で入力したり、看護師のネームプレート、患者さんのアームバンド、点滴バックについたバーコードをバーコード・リーダーで読み取ったりする場面が代表例として示される。実際、電子カルテ・システムを導入している病院では、この方式を採用しているところが多い。これはデータが発生した場所で入力するという発生源入力を徹底した姿である。看護の情報は、体温や心拍数の記録、患者さんの主張の記録、誰が・いつ・どの患者さんに・何の点滴を行ったかの記録、薬の服用の記録など、病室で発生するものが多い。これらの情報を発生源で入力し、電子カルテ・システムに登録するのがいちばん効率がよく、転記がないためにミスも起こりにくい。

NOTE

無線 LAN は大丈夫？

　誰もが知っているとおり、病院内では携帯電話の使用が制限されている。携帯電話の発する電波が医療機器に悪影響を及ぼす可能性があるからである。しかし、無線 LAN も電波を使っているのに、なぜ問題にならないのか？

　その理由は携帯電話よりも無線 LAN のほうが電波がかなり弱く、多くの医療機関で徹底的に実験した結果、約 2cm まで近づけてもすべての医療機器で誤動作が生じなかったためである。

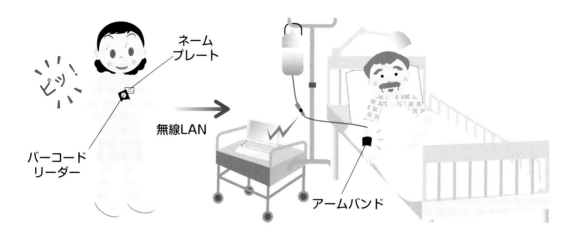

ネーム
プレート

無線LAN

バーコード
リーダー

アームバンド

図6-10　病棟での発生源入力

● 医療機関の連携、医療情報の集積と利用への期待

　電子カルテ・システムの役割は、1つの病院の中にとどまらない。医療情報が電子化されれば、コンピュータ・ネットワークを使った医療機関間の情報の共有が可能となる。またレセプトの電算処理による医療の効率化も期待される。

　地域の病院や診療所の間で医療情報の連携が実現すれば、「病診連携」や「病病連携」が密になり、「地域完結型」の医療が促進される。具体的には、患者さんを病院に紹介した診療所の医師が、紹介先の病院での検査結果や治療の様子などを確認でき、診療所に逆紹介で戻ってきてからも継続的な医療を行える。あるいは、別の病院に移る場合でも、もとの病院で行われた検査結果や治療の状況、薬剤への反応性などの情報を渡すことができ、二重の検査をしなくてすむだけではなく、継続的な治療が可能となる（図6－11）。

☕ Coffee Break　病診連携、病病連携

　少し前までは、病気になったら治るまで1つの病院で治療を受ける「病院完結型」が一般的でした。しかし、遠くにある大きな病院に治療が完了するまで通院することは、患者さんの大きな負担となります。

　そこで、ふだんは近くの診療所で診てもらい、診療所で対応できない場合は近くの病院に行き、さらにその病院で対処できない場合は高度な医療を受けられる病院に行きます。逆に、高度な医療が終わっ

たら、近くの病院に戻り、さらに回復すれば近くの診療所に戻ります。

　このように、患者さんに必要とされる医療のレベルに応じて、地域の病院や診療所が連携して治療にあたるのが患者さんの利益になります。これを実現するための病院や診療所の連携を「病診連携」、「病病連携」とよびます。

　電子カルテ・システムによる情報の蓄積や利用を医療の効率化に応用した例の1つが、レセプトの電算化（第1章を参照）であろう。これまで紙で処理されてきた膨大な数のレセプトが、電子カルテ・システムとの連携によりほぼ自動化され、大幅な効率化と省力化が見込まれている。

　全国規模の医療情報の集積と利用は、EBM（根拠に基づく医療、第1章を参照）に役立てることができる。各医療機関で蓄積された疾患と治療方法、その治療成績や薬の副作用など、多くの情報から確かな医療の根拠を生み出すことができ、次の医療に役立てたり、正しい知識を広く知らしめることができる。このように、直接に医療を実施するためではなく、それらを集積・分析した結果を将来の医療に役立てたり、あるいは医学教育などに役立てることを医療情報の二次利用とよんでいる。

　ただし、医療情報の共有には医療用語の標準化やコード化、が不可欠であり、病名コード、処置コードなどの標準化が進められている。また、コンピュータ・ネットワークによる病院間の通信では、機密漏洩の防止や患者さんのプライバシー保護のために暗号化などの技術も要求される。

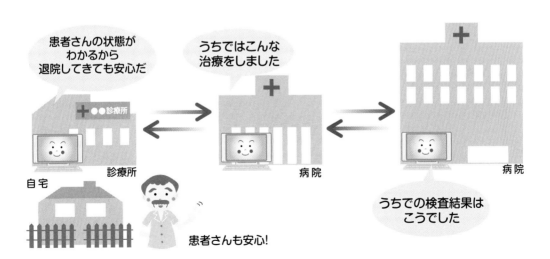

図6-11　地域完結型の医療と電子カルテ・システム

●病院業務の効率化

　病院業務の立場から電子カルテ・システムをみていくと、診療録の保存や運搬、画像や動画の保存や運搬、レセプトの自動化などの点での効率化が見込まれる。

　旧来の診療録を保存するためには、膨大な床面積を必要とした。法律では5年間の保存義務があるが、実際には診療録が廃棄されることはあまりなく、「このままでは病院中がカルテ庫になる」とまで危惧されることもあった。また、診療録の運搬にも多くの人手が必要で、時間もかかった。電子カルテ・システムを用いると、診療録の保存場所の問題も運搬の問題も解消される。画像や動画も同じで、オーダリング・システムとの連携によってX線写真がなくなり、保管や運搬の問題が解決できる。レセプト処理についても、電子カルテに記録された情報をコンピュータ上で加工でき、効率化と時間の短縮が可能となる。

■■■■■ NOTE ■■■■
診療録の保存期間
　医師法の第二十四条に、「病院又は診療所に勤務する医師のした診療に関するものは、その病院又は診療所の管理者において、その他の診療に関するものは、その医師において、五年間これを保存しなければならない」と定められている。多くの病院では「病歴管理室」などを設置して、診療録やX線写真を一元管理している。

●電子カルテ・システムの安全性の確保

　病院で管理される最も重要な情報である診療録をコンピュータ処理するにあたり、その安全性の確保は最優先の課題である。権限のない者が診療録を作成したり、外部あるいは内部の者が医師や看護師になりすまして診療録を変更したりすることを防ぐ仕組みが必要になる。現在、不正な使用を防ぐために使われている方式は、パスワード、IDカード、指紋や血管のパターンなどのバイオメトリクス認証による個人認証（p.46参照）である。これらは単独で使われることはなく、二重三重のチェックを行って、「正しい利用者」を識別している。

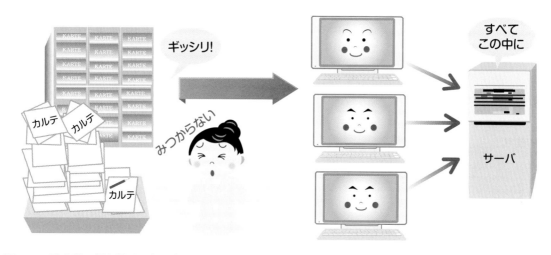

図6-12　診療録の保存場所が少なくてすむ

　もう１つの問題点は、コンピュータ・ネットワークを利用した不正侵入、盗聴、改ざんなどの故意の妨害、事故や災害などによる機器や通信回線の故障である。これらを防ぐために、通信内容の暗号化、最新の技術による安全対策、外部との接続を物理的に遮断（インターネットなどには接続しない）、システムや通信回線の二重化、専門の技術者による 24 時間の監視などあらゆる方法が用いられている。

　電子カルテ・システムとは、診療録を単にコンピュータに置き換えたものではなく、**患者中心の医療の推進を助ける大変重要なもの**である。医療のあり方までも変革してくれるかもしれないと期待されている。一方で、「電子カルテは万能」という過度な期待を抱いている面もあり、残された課題も多くある。さらには、電子カルテになっても病院の業務から紙がなくなることはないし、救急医療のすべてを電子カルテで行うことは困難である。

　現時点では各種の課題を残してはいるが電子カルテ・システムの有用性は明らかであり、特定機能病院への導入の成果から残された課題の解決がはかられ、導入が加速していくものと予想されている。

■■■■■■ NOTE ■■■■■■
データのバックアップ

　電子カルテ・システムの安全性のためには、データのバックアップ（コピー）の保存場所も大切な要素となる。複数の病院をもつ大学では各病院のデータのバックアップを相互に保存したり、単独の病院では民間のデータ保管会社に委託したりしている。この際にも、近所にバックアップを保存したのでは大規模災害のときには共倒れになってしまうため、大阪の病院のデータを北海道で保存するということも実際に行われている。

　無論、大規模災害時に電子カルテを使わず「手動」で医療が行える体制の確保にも労力が払われている。

■■■■■■ NOTE ■■■■■■
電子カルテになっても
紙はなくならない？

　「電子カルテになっても紙はなくならない」というのは消極的な意見であって、実際に診療のための記録をすべて電子カルテにしている病院もある。電子カルテが進化すれば、救急医療においても利用可能な電子カルテが登場するかもしれない。

　現在、電子カルテは「創世記」であり、その意味において将来の発展が期待されている。

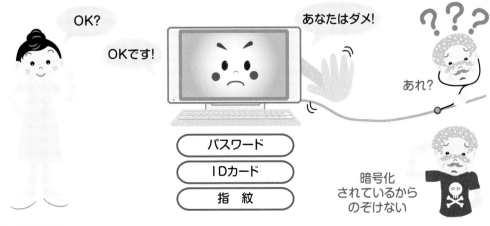

図 6-13　個人認証

④物流システム

物流システムとは、医療材料や薬剤の発注、納品、在庫、払い出しなど、病院で使用する物品の流通を一元管理して効率化するシステムである。診察室や病棟に「物流システム」という機械が置かれるのではなく、オーダリング・システムや電子カルテ・システムのためのコンピュータで操作する（診察室や病棟ではその存在を意識することはない）。

物流システムの利点は、旧来の紙の処理に比べて処理が速く省力化もはかれる、オーダリング・システムや電子カルテ・システムと連携して使用した物品と安全在庫を管理しながら最小限の在庫で運用できる、原価計算などの経理処理が迅速になる、という点にある。

3 医療とインターネット

①医療とインターネット

軍事目的あるいは大学の研究目的で始まったインターネットは、いまや全世界に広がり、時空を超えたコミュニケーション手段として広く普及し、インターネットを利用した商取引も行われている。

医療分野でも、インターネットを利用した新しい医療の形態やコミュニケーション方法が広まっている。たとえば、離島の病院で撮影したX線写真をインターネットを利用して大きな病院の専門医に送信し、読影の結果を受け取ることで正確な診断を行う遠隔画像診断などがその例である。

このほかにも、インターネットを利用して病理写真、手術の映像などを遠隔の病院の医師が同時に検討し、より良い治療を行うことや、在宅医療にインターネットを利用することなども研究され、一部で実施されている。インターネットを利用した電子カルテの情報共有が実現されれば、別の病院に移っても以前の病院から診療の情報がすべて送られ、安心して治療が受けられるようになる。

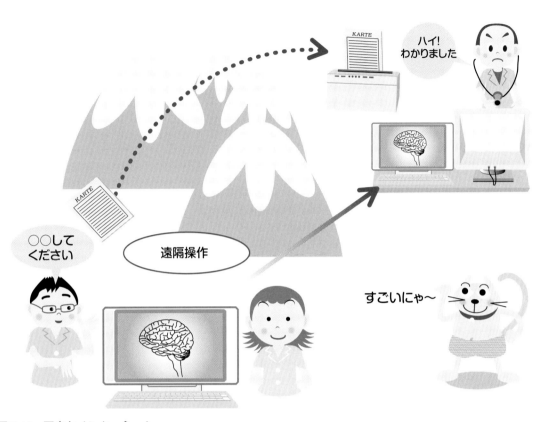

図 6-14　医療とインターネット

　しかし、インターネットを利用した医療情報の通信には、問題点がないわけではない。最も重要な点は、患者さんのプライバシーの保護である。第5章で説明したように、インターネットは誰もが利用する「公道」であり、そこに「裸」のデータを流したのでは、患者さんのプライバシーを守ることはできない。インターネットを医療で利用する際には、プライバシーを守るための暗号化や電子認証などが重要となる。

<table>
<tr><td>NOTE</td></tr>
</table>

電子認証

　電子認証とは、コンピュータ・ネットワークやインターネットを通じたデータの送受信の際に、本人であることを電子的に認証することで、コンピュータにおける身分証明書や印鑑と考えればよい。現在は、公開鍵暗号方式とよばれる電子認証方式が多く用いられており、電子商取引には不可欠となっている。

②インターネットを用いた医療情報の提供

　医療分野におけるインターネットのもう1つの利用の柱は、インターネットを利用した医学・医療情報の提供である。以下に、医療関係のWebページのうち代表的なものと、病院の例として埼玉医科大学病院のWebページを紹介する。

●大学附属病院ネットワーク（UMIN）

　大学附属病院ネットワーク（UMIN：University Hospital Medical Information Network）では、各種の医学・医療情報を一般用、医療関係者用に分けて公開している。医療関係者であれば誰でも登録することができ、医療関係者専用のページから医学・医療関係のさまざまな情報を入手することができる。また、医学教育や医学系の学会の支援など、ネットワークを利用した医学の発展にも貢献しており、学会の抄録の受付の代名詞として「UMINで」という言葉が用いられるほどになっている。

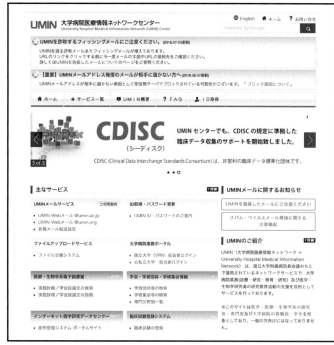

● https://www.umin.ac.jp/

● PubMed（医学文献検索）

　米国・国立医学図書館（NLM：National Library of Medicine）では、PubMedとよばれる医学文献検索システムのWebページを公開している。PubMedのページでは、MEDLINEに登録さ

┌────── NOTE ──────┐

MEDLINEとは

　MEDLINEとは、米国・国立医学図書館が作成している世界の標準ともよべる医学文献のデータベースで、現在、およそ1000万件の医学関連文献が登録されている。MEDLINEは、医学研究を行う者にとって必要不可欠といっても過言ではない医学文献データベースである。

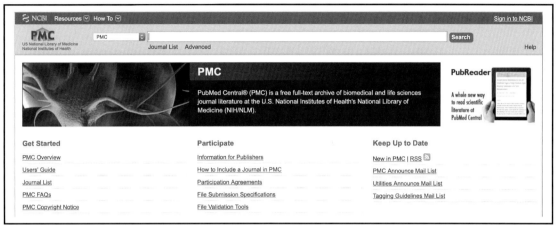

● https://www.ncbi.nlm.nih.gov/pmc/

れた医学文献データベースのなかから、1966 年から最新の文献
までを瞬時に検索でき、要約もみることができる。また、該当
する文献に引用されている文献を表示する機能があり、世界中
の医学研究者から利用されている。

●国立がん研究センター

　国立がん研究センターでは、医師らががん治療の最新情報を
提供するための Web ページを作成している。この Web ページ
では、がんの自己診断方法、がんの部位ごとの標準的な治療方法、
がんに関する新しい臨床試験、病院のリストなどが掲載され、
がんに対する正しい知識の普及やがんの診療レベルの向上に役
立っている。

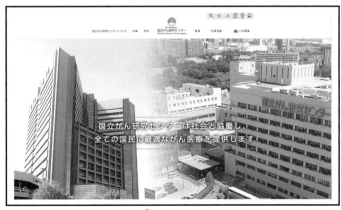

● https://www.ncc.go.jp/jp/index.html

NOTE

データベース（database）とは

　データベースとは、各種のデータを
蓄積し、検索することを前提に整理さ
れたデータの集合体である。データベー
スという概念がなかったころは、デー
タはただコンピュータに入力されただ
けで、必要なデータをみつけだすため
に大変時間がかかっていた。

　データベースは、データを入力する
ときに統一した書式でコンピュータに
登録することで、検索を効率よく行え
るようにしたものである。したがって、
データベースは、データの入力、検索、
集計などの機能をもったデータベース・
マネージメント（管理）システムとよ
ばれるソフトウェアによって管理され
ている。

●埼玉医科大学病院

　病院のホームページの例として、埼玉医科大学病院のホームページを紹介する。このページでは、診療内容、担当医、担当医の専門分野、診療手続きや診療実績など、埼玉医科大学病院に関する情報を患者さんに提供している。

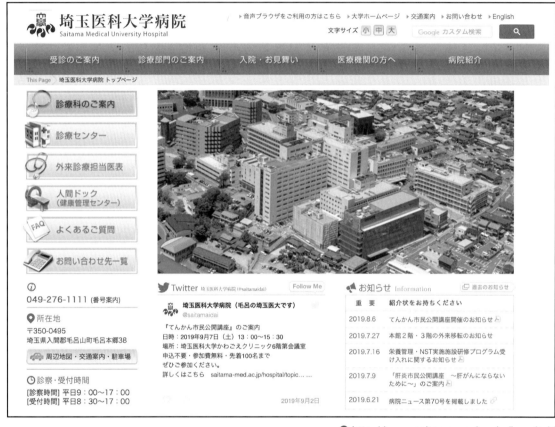

● http://www.saitama-med.ac.jp/hospital/

練習問題

exercises

Q1 コンピュータを利用した医療機器等の具体例を示しなさい。

Q2 オーダリング・システムと電子カルテ・システムの共通点と相違点を説明しなさい。

Q3 オーダリング・システムによってもたらされる医療の改善点を3つあげなさい。

Q4 オーダリング・システムを用いると医療の安全性が向上する具体的な理由を2つあげなさい。

Q5 電子カルテ・システムに必要とされる3つの要件を示し、その意味を簡単に説明しなさい。

Q6 電子カルテ・システムによってもたらされる医療の改善点をあげなさい。

Q7 物流システムによってもたらされる医療の改善点をあげなさい。

Q8 インターネットの医療への応用例をあげなさい。

Q9 インターネットを医療に応用する際の問題点とその解決策を示しなさい。

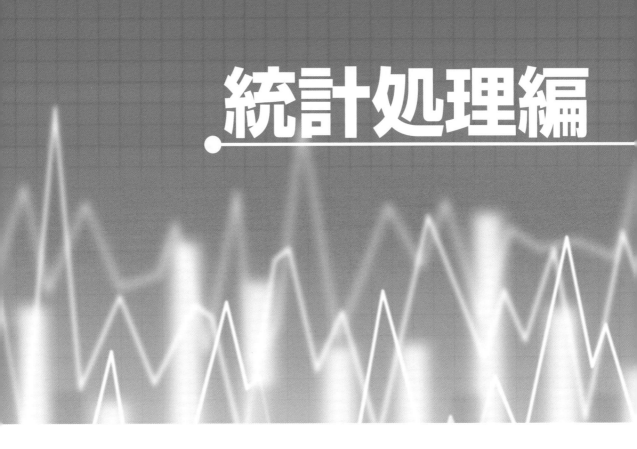

統計処理編

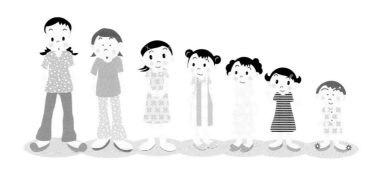

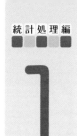

1 統計処理の概要

　本書の読者は、統計の専門家をめざしているわけではありませんので、統計処理の詳細を習得することは必ずしも必要ではありません。しかし、医学研究や看護研究の成果を発表するとき、自分の研究データにどのような特徴があり、そのデータから何がわかるのかを客観的に示すために、「基本的な統計処理を行える」能力が必要になります。また、他の研究者が示した研究データや統計処理結果がどのような意味をもつのか理解できる能力も要求されます。

　この章では、統計処理とはどういうものであり、統計処理がなぜ必要なのか、統計処理にはどのようなものがあるのかを知ることで、統計処理の概要について学びます。

1 統計処理とは

　統計処理は、それぞれの立場によってさまざまに定義されてきている。おそらくそれらすべては正しく、統計処理に多くの解釈があることは必然であると考えられよう。本書では、統計処理を以下のように定義する。

- **統計処理とは、誤差を含んだデータのなかから客観的（定量的）に情報を取り出すための処理手段の1つである**

　上記の定義のなかにある誤差は、「誤ったもの」というよりも「バラツキがあるもの」あるいは「確率的に変動するもの」と解釈してもらいたい。医学分野におけるデータは、各種の要因、とくに個体差によるバラツキをもっている。個体の大きさ、薬の効果、刺激に対する反応性など、どれ1つとして全く同じものはなく、データには個体差による変動が必ず含まれている。

　統計処理は、このバラツキをもったデータを処理することによって、そこに含まれている確からしい情報を取り出すための手段である。たとえば、平均値を計算するという統計処理は、個体差によってバラツキのあるデータをすべて提示する代わりに、集団のデータを代表する数値の1つである平均値をもって集団の特性を要約した定量的な情報として提示するものである。

- **誤差を含んだデータを統計処理することにより、定量的な情報を導き出す**

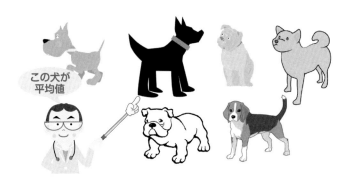

図 1-1　統計はバラツキをもったデータを定量的に処理する

2 統計処理と情報処理

　本書の情報処理に関する章で、情報を正しく伝えるためには共通の概念と定量性が必要であることをすでに学んだ。

　統計処理は、統計学という世界共通の学問体系に基づいて行われる。統計学という共通の概念をもった者であれば、それを使って情報を伝えることができる。つまり、統計処理の結果として得られた情報は、統計学という共通の言葉で伝えることによって正しく相手に伝わる。また、統計処理によって得られた情報は定量的（客観的）なものである。したがって、統計処理は、情報を正しく伝えるための2つの条件を満足するものであり、情報処理の手法の1つでもある。

- 統計学は世界共通の概念であり、かつ、その結果は定量的（客観的）である。したがって、統計処理によって得られた結果を用いることで、相手に正しく情報を伝えることができる。

NOTE

**統計処理には
表計算ソフトが便利**

　本書で紹介する統計計算のほとんどは、表計算ソフトで処理できる。例としてあげた数値は、ノンパラメトリックな検定以外はすべて表計算ソフトを用いて計算した。

　表計算ソフトは、わかりやすくいえば家計簿のコンピュータ版だと考えればよい。家計簿にはたくさんのマス目があり、そこに買い物した物の名前やその金額を記入する。表計算ソフトでも集計したい項目名を入力したり、データの数値を入力したりする。家計簿と表計算ソフトの違いは、計算を電卓ではなくコンピュータで処理することである。

　現在市販されている表計算ソフトには、計算機能のほかに、罫線、データの並べ替え、グラフ作成など統計処理に必要な機能がほとんど含まれている。ワープロだけでなく表計算ソフトについてもその使い方をマスターしたいものである。表計算ソフトを使える環境にある方は、本書の例題に挑戦してもらいたい。

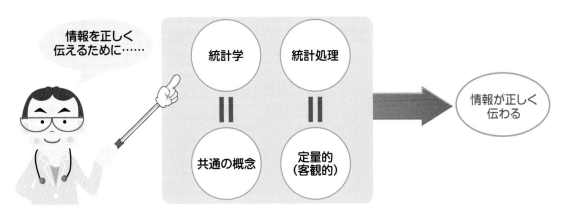

図 1-2　統計処理した結果は共通の概念で定量的（客観的）に情報を伝える

③ 統計処理の分類

　統計処理は、記述統計と推測統計に大別される。記述統計は、得られたデータを要約して、データ全体の特徴を提示することを目的とした統計処理である。平均値や標準偏差などを計算し、それをもって集団の特性を示したり、数値のデータをグラフにして全体の傾向を視覚的に表現することがこれにあたる。

　一方、推測統計は、標本とよばれる少ないデータから、母集団とよばれる対象全体の特性を確率的に推測するものである。たとえば、テレビの視聴率は、数百人のデータ（標本）をもとに日本全体（母集団）の視聴の割合を推測したものであり、推測統計の応用の1つである。

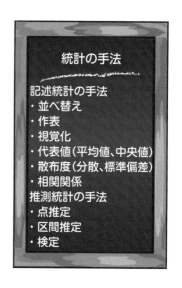

- ●**記述統計**：得られたデータの特性を要約して伝える目的で行われる。
- ●**推測統計**：標本から母集団の特性を確率的に推測する目的で行われる。

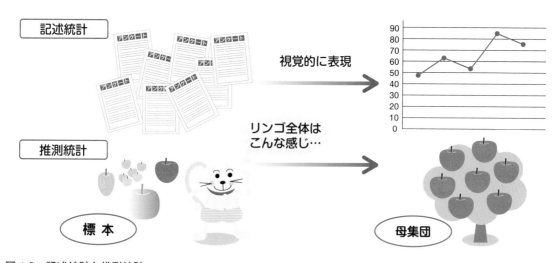

図 1-3　記述統計と推測統計

116

**統計処理のための
基本的な概念**

　次章から始まる具体的な内容の前に、統計処理に必要とされる基本的な概念として、確率、誤差、データの種類について確認しておこう。

①確率（probability）

　「この薬を服用して副作用が現れる確率は」、「飛行機が墜落して死亡する確率は」、「雨の降る確率は」など、物事が起こるかどうかを示すものとして確率という言葉を使う。コインを投げて、表が出るか裏が出るかという簡単な例を使って、確率という言葉を確認しておこう。

　ただし、話を単純にするために、コインは正しく製造され、コインを投げた結果「立つ」や「斜め」などの結果にはならないものとする。

- 試行：コインを投げた結果、表が出るか裏が出るかを観測すること
- 事象：表が出たという結果、あるいは、裏が出たという結果
- 確率：試行によって事象が起こることの確からしさ

　表が出る確からしさ、つまり表が出る確率は 0.5 であり、裏が出る確率も 0.5 である。統計処理のなかで確率は、「P」と省略され、コインの表が出る確率は P｛表｝= 0.5 と表現される。単に P = 0.5 と示されることもある。確率の最も基本的で重要な性質は、以下のとおりである。

- $0 \leqq P \leqq 1$：1 を超えたり、マイナスになることはない
- P = 0：全く起こらないことを示す
- P = 1：常に起こることを示す（全確率）
- 試行を行った結果、各事象の起こる確率の合計は 1 である

　コインを 1 枚投げたときは、表の確率は 0.5、裏の確率も 0.5 で、たすと 1 になる。また、コインを 2 枚投げた場合は、2 枚とも表になる確率が 0.25、片方が表でもう片方が裏になる（A のコインが表で B のコインが裏）確率が 0.25、その逆（A のコインが裏で B のコインが表）が 0.25、2 枚とも裏になる確率が 0.25 で、やはり確率の合計は 1 になる（図1-4）。

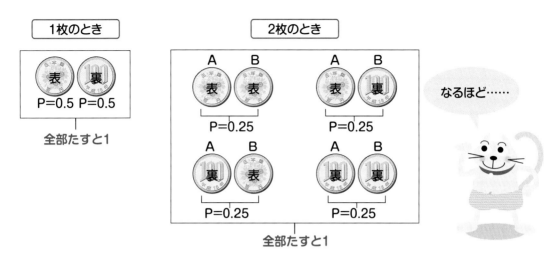

図 1-4　コインを投げたときの確率

次に、コインを 2 枚以上投げる試行において、1 枚のコインの結果が他のコインの結果に与える影響について考えてみよう。1 枚のコインが表になるか裏になるかは、他のコインが表になるか裏になるかに影響されない。このように互いに影響しない試行を「独立である」という。たとえば、性別によってがんの発症率が異ならないという研究データが示されたとき、「性別とがんの発症率は独立である」と表現することがある。「性別によってがんの発症率に違いはない」という意味になる。

コインを投げる試行では表が出れば裏は出ない、このように片方が起こればもう片方は起こらない事象を互いに排反であるという。互いに排反な事象が起こる確率の和は、それぞれの事象の起こる確率の和となることを加法定理という。また、2 枚のコインを同時に投げる場合のように互いに独立な試行において、2 つの事象が起こる確率はそれぞれの事象の起こる確率の積となることを乗法定理という（図 1-5）。

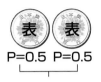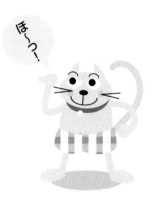

加法定理	乗法定理
コインは1枚	コインは2枚
表 裏	表 表
P=0.5 P=0.5	P=0.5 P=0.5
表の確率と裏の確率の和は……	両方表が出る確率は……
0.5+0.5＝1	0.5×0.5=0.25

図 1-5　加法定理と乗法定理

②誤差 (error)

　身長を測定する、血圧を測定する、血糖値を測定する、我々はいろいろな測定を行っている。そのために測定器を使い、正確に測定するためにさまざまな努力が行われている。しかし、厳密にいえば、いかに努力しても真に正しい値（真値）は測定できない。「真値は神のみぞ知る」のであって、測定には必ず誤差がともなう。一般に、測定値と真値との差を誤差とよぶ。誤差には偶然誤差（random error）と系統誤差（systematic error）があり、両者が加算されて測定値と真値との差、すなわち誤差が生じる。

NOTE

測定器の校正

　測定が正しく行えるよう、測定器を調整すること。測定器の校正には、正しい値を発生させる基準器、正しい値があらかじめわかっている標準試料が用いられる。一般に、測定器の校正によって系統誤差をゼロに近づけることはできるが、偶然誤差を減らすことはできない。

$$誤差　=　偶然誤差　+　系統誤差$$

- **偶然誤差**：全く偶然に真値のまわりにばらついて起こる誤差。測定方法の改善によって小さくすることはできるが、なくすことはできない。
- **系統誤差**：なんらかの原因によって真値とずれて起こる誤差。測定の方法や測定器の校正の不足などが原因であり、測定方法の改善や測定器の校正によって取り除くことができる。偏り（bias）ともよばれる。

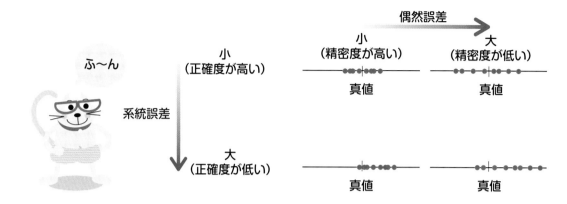

図 1-6　偶然誤差と系統誤差

　また、誤差の程度を示す言葉として正確度（accuracy）と精密度（precision）という言葉がある。正確度は、系統誤差の大小を示す言葉で、「正確度が高い測定」は「系統誤差の少ない測定」という意味になる。精密度は、偶然誤差の大小を示す言葉で「精密度が高い測定」は「偶然誤差の少ない測定」という意味になる（図 1-6）。

　統計処理でも誤差という言葉が使われる。統計処理のなかでは誤差を、対象とする母集団から取り出した標本に含まれるデータのバラツキ（平均値との差）、あるいは標本に含まれるデータの母集団の性質からのずれ（偏り）という意味で用いる。たとえば、100 人の患者さんの血糖値の違いは測定でいう偶然誤差に相当するが、これは個体差であり、いかに測定の精度を上げても小さくすることはできない。測定でいう系統誤差(偏り)は、母集団からの標本の取り出し方や測定機器に起因する。

　たとえば、男女が混じった母集団の身長について統計処理しようとして標本を取り出すとき、女性ばかりを抽出したのでは、母集団の身長を実際よりも低く評価してしまうことになる（偏りが生じる）。統計処理は偶然誤差（個体差）を含んだデータのなかから情報を取り出す手段であり、系統誤差、つまり標本の取り出し方に偏りのないことが前提となる（図 1-7）。

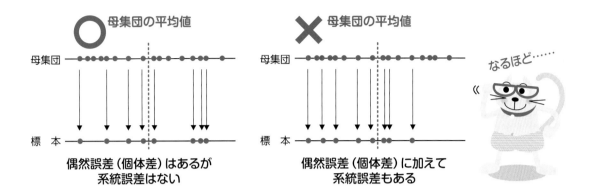

図 1-7　偏りのない標本の抽出

③データの種類

　統計処理で取り扱うデータには、身長や体重などの測定値、性別や「はい」・「いいえ」など大きさはもたないが計数できるデータ、時間のデータなどさまざまなものがある。これらのデータは、そのとらえ方によって分類されている。

● 計量データ（量的データ）と計数データ（質的データ）
　　計量データ：長さ、重さ、濃度、知能指数など量をもつデータ。計量データのうち、長さ、重さ、濃度など、絶対的なゼロ点をもつものを比尺度の水準にあるといい、知能指数や不快指数など絶対的なゼロ点をもたないものを間隔尺度の水準にあるという。
　　計数データ：薬の効果（著効・有効など）、がんのステージ（0・1・2など）、性別、アンケート調査の「はい」・「いいえ」など、順序や区分け（カテゴリ）はあるが、量をもたず演算できないデータ。計数データのうち、薬の効果やがんのステージなど順序に意味のあるものを順序尺度の水準にあるといい、性別やアンケート調査の「はい」・「いいえ」など順序はなく区分けのみがあるものを名義尺度の水準にあるという。

━━━ NOTE ━━━

絶対的なゼロ点の解釈

　長さ、重さ、量などは、それぞれ全くない状態がゼロ点であり、これを絶対的なゼロ点という。

　これに対して、知能指数は、年齢相応を 100 とした相対的な値であって、計算の結果がたまたま 0 になっても、その 0 は「知能が全くない」という意味ではない。つまり、知能指数は絶対的なゼロ点をもたないのである。

　絶対的なゼロ点の有無にかかわらず、計量データは演算可能な量をもつデータである。

● 試行データと集団データ

試行データ：同じものを繰り返し測定したときに得られる
データ。母集団は無限回の測定結果であり、たとえ1万
回の測定を行っても測定結果は標本ということになる。

集団データ：各個体のデータを集めて得られるデータ。注
目する個体がすべて含まれるのが母集団であり、標本は
母集団から取り出した母集団の一部である。抗がん剤の
効果に関する研究であれば、すべてのがん患者さんに加
えて、将来のがん患者さんのデータが母集団であり、研
究対象となったがん患者さんのデータが標本である。

練習問題　　exercises

Q1 統計処理とは、誤差を含んだ（a）のなかから（b）に（c）を取り出すための処理手段の１つである。

Q2 相手に情報を正しく伝えるために統計処理が用いられるのはなぜか。

Q3 統計処理は、記述統計と推測統計の２つに大別することができる。記述統計と推測統計はそれぞれどのような目的で行われるか説明しなさい。
　　　記述統計：
　　　推測統計：

Q4 母集団と標本について簡単に説明しなさい。

Q5 確率の重要な性質を４つ示しなさい。

Q6 サイコロ（正六面体で１～６）を３つ同時に投げたとき、すべて「１」となる確率を求めなさい。

Q7 測定における２つの誤差を示し、それぞれを図示しなさい。

Q8 計量データと計数データの具体例を３つ以上示しなさい。

Q9 次に示す具体的データを、比尺度、間隔尺度、順序尺度、名義尺度に分類しなさい。
　　性別、がんのステージ、血圧、知能指数、血糖値、人種、牛丼の「並」と「大盛り」、不快指数
また、比尺度、間隔尺度、順序尺度、名義尺度を、計量データと計数データに分けなさい。

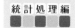

2 記述統計

多くのデータがあるとき、大抵の人は、平均値を計算したりグラフを作成したりします。これらの作業は、データの性質を要約し、その特徴を効率よく相手に伝えることを目的に行われます。このときデータの要約に用いられるのが記述統計です。

この章では、記述統計のうち代表的な手法を具体的に紹介することで、その使い方について学びます。

1 計量データの記述

①ソート（並べ替え）

集めただけのデータは、漠然としてつかみ所がない。**表 2-1**は健康な人 50 人の収縮期血圧のデータであるが、一見しただけではその特徴はわからない。このように集めたままのデータでは、そのデータの特性を示すことは困難である。

このデータを小さいほうから順に並べ替えてみると**表 2-2**のようになる。この並べ替えによって、いちばん小さい値が96mmHg で、いちばん大きい値が 136mmHg であり、また真ん中あたりの値が 121mmHg であることが明らかになる。

このとき行った並べ替えをソート（sort）とよぶ。ソートの方法には、昇順と降順の 2 種類がある。

- **昇順**：小さいものから順に並べて最後に、いちばん大きい値が置かれる方法である。
- **降順**：大きいものから順に並べて最後に、いちばん小さい値が置かれる方法である。

ソートを行うと、データを大きさの順に並べられることのほかに、データの最小値、データの最大値がわかり、（最大値）－（最小値）からデータの範囲を計算できる。

表2-1　健康な人50人の収縮期血圧（mmHg）

115	131	122	113	125	129	118	122	134	116
136	118	126	131	124	133	121	120	109	112
115	121	128	128	124	105	111	121	109	131
126	127	125	110	127	116	103	96	107	114
118	115	134	123	125	117	119	120	122	113

表2-2　健康な人50人の収縮期血圧（mmHg）：ソート後（昇順）

96	103	105	107	109	109	110	111	112	113
113	114	115	115	115	116	116	117	118	118
118	119	120	120	121	121	121	122	122	122
123	124	124	125	125	125	126	126	127	127
128	128	129	131	131	131	133	134	134	136

②度数分布表

　度数分布表は、得られたデータが特定の区間にいくつあてはまるか（度数）を表にまとめたものである。**表2-2**のデータを度数分布表にしたものが**表2-3**である。**表2-3**のAとBは、同じデータを用いて作成したが、Aでは10mmHg、Bでは5mmHgと区間の幅が異なっている。このようにデータを度数分布表にまとめると、データの分布の様子、つまりどのあたりの値が多く出現し、あるいはどのあたりの値の出現頻度が少ないかがわかる。**表2-3**から、健康な人の収縮期血圧は、おおよそ120mmHgを中心にそれより高い値をもつ人も低い値をもつ人もともに少ないことがわかる。

　度数分布表を作成するとき、一般的には先に区間の幅を決める。区間の幅に用いられる数字はいわゆる「切りのいい数字」で、1、2、3、5であることが多い。さらに、区間の数は5から20の範囲にするのがよいとされている。区間の数が5より少ない

表2-3　度数分布表

A：区間 10mmHg		B：区間 5mmHg	
	度数		度数
95〜104mmHg	2	95〜99mmHg	1
105〜114mmHg	10	100〜104mmHg	1
115〜124mmHg	21	105〜109mmHg	4
125〜134mmHg	16	110〜114mmHg	6
135〜144mmHg	1	115〜119mmHg	10
合計	50	120〜124mmHg	11
		125〜129mmHg	10
		130〜134mmHg	6
		135〜139mmHg	1
		合計	50

表 2-4 相対度数分布表（A と B では合計の度数が異なる）

A			B		
	度数	%		度数	%
95～104mmHg	2	4	95～104mmHg	4	4
105～114mmHg	10	20	105～114mmHg	16	16
115～124mmHg	21	42	115～124mmHg	41	41
125～134mmHg	16	32	125～134mmHg	35	35
135～144mmHg	1	2	135～144mmHg	4	4
合計	50		合計	100	

各種のグラフ

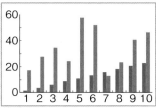

棒グラフ

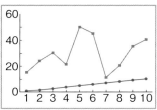

折れ線グラフ

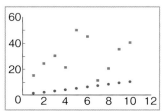

散布図

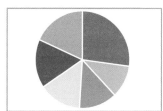

円グラフ

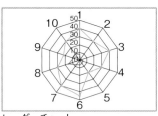

レーダーチャート

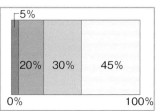

帯グラフ

と大雑把すぎてデータの特徴が現れにくくなり、逆に区間の数が20より多いと細かすぎてデータの特徴がみえなくなることがあるからである。

　2群以上のデータがあり、それぞれの群のデータの数が異なるとき、度数分布表では直接には群間のデータを比較することができない。そこで、度数を群内の割合で表した相対度数分布表が用いられる（表2-4）。データ数の絶対値が異なっていても、割合であれば直接比較することができる。たとえば、人口100万人の都市で1万人が発病する疾患Aと、人口1000人の村で10人が発病する疾患Bがあるとき、患者数を比較すれば1万人の疾患Aのほうが発病しやすいように思えるが、発病率で比較すれば同じ1%である。

● 割合で比較すれば同じ

$$\frac{1万人}{100万人} = \frac{10人}{1000人} = 0.01 = 1\%$$

③ヒストグラム

　得られたデータを数値で表現するだけでなくグラフに表すことは、全体の様子を視覚的にとらえるという点で重要である。また、グラフを作成すると、数値だけではわからなかったデータの特徴がみえてくることが多い。「数字で表しているのだからグラフは不要」という考え方は間違っている。なぜなら、データを詳細に検討した本人は、何度も見直しているため数値だけでわかると錯覚するが、相手は初めてその処理結果をみるので、数値だけではわかりにくいことが多い。統計処理は自分がみてわかるためではなく、処理結果をみた相手がデータの特性を理解しやすくするために行われることを忘れてはならない。

　図2－1は、p.125の表2－3の度数分布表をグラフ化したものであり、このようなグラフをヒストグラムという。

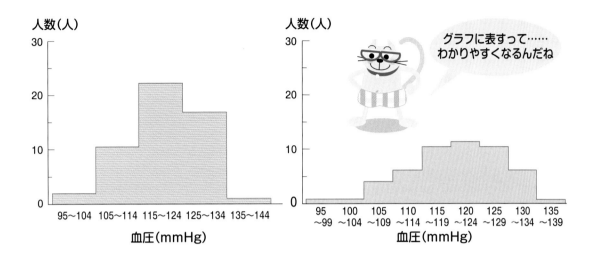

図 2-1　ヒストグラムの例

④代表値（平均値と中央値）

　健康な人たちと高血圧症の人たち、それぞれ 50 人分の収縮期血圧のデータがあるとき、その違いを説明するために何をしたらいいだろうか。平均値を計算し、それぞれの平均値を示して説明するのが一般的である。平均値や中央値は、集団の特性を代表する値であることから代表値とよばれる。では、「平均値は何のために計算するのですか？」とたずねられたら、どう答えたらよいのか。平均値は集団の真ん中の値を示すから、平均値を使ったという答えが多いかもしれない。平均値や中央値とは何を意味する値なのであろうか。

● 平均値

　平均値（mean）は、集めたデータ（集団）の数値をすべて加算し、データの数で割ることで計算される（式 1、式 2）。このようにして計算した平均値は、算術平均あるいは相加平均ともよばれるが、通常、平均値あるいは単に平均とよばれる。

　一般的に、母集団の平均値は μ（ミューと読む）で、標本の平均値は $\overline{X}$（エックスバーと読む）で表される。平均値は集めたデータの真ん中あたりを示す値として最も一般的に用いられる代表値である。

$$\overline{X} = \frac{X_1 + X_2 + X_3 + \cdots + X_n}{n} \qquad \cdots (\text{式 1})$$

または

$$\overline{X} = \frac{\sum_{i=1}^{n}(X_i)}{n} \qquad \cdots (\text{式 2})$$

ただし、X_i はそれぞれのデータ、n はデータの数である。

● 「平均値は真ん中を指すとはかぎらない」ことに注意しなければならない。

　平均値は、データが中央を中心に左右対称に分布している場合には、データの中央を示すが、分布が左右非対称の場合には必ずしもデータの中央を示さないことがあるので、注意が必要となる（図 2-2）。

　たとえば、9 人のある検査値が 0、0、0、1、1、1、2、5、8 であったとき、

$$\text{平均値} = (X_1 + X_2 + X_3 + \cdots + X_n) / n$$
$$= (0 + 0 + 0 + 1 + 1 + 1 + 2 + 5 + 8) / 9$$
$$= 2$$

である。2 という値は、小さいほうから 7 番目の値であり、9 人のデータの真ん中は示していない。これは、得られたデータが左右対称でないために起こる。

　平均値は、集団の真ん中あたりを示す代表値として最も一般的に用いられる大変有用な指標で、たとえ集団の分布が左右非対称であっても有効に利用できる場合もある。たとえば、使い捨て注射器の消費量を考えるとき、1 日あたり平均的に何本消費するかを平均値として計算しておけば、平均値に 365 をかけ

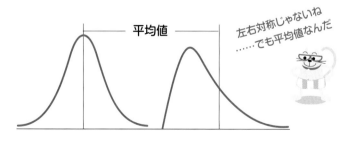

図 2-2　対称な分布と非対称な分布の平均値

ることで1年分の消費量を予測することができる。このとき毎日の注射器の消費量の分布が左右対称か非対称かは問題にならない。

このように、集団の特性を示す代表値として用いるとき、ただ漫然と平均値を計算するのではなく、平均値を用いて何を示したいのかをよく考える必要がある。

- 平均値は、集団の特性を示す代表値として最も一般的であり、重要である。
- 平均値によって集団の真ん中あたりを示すことができる。
- ただし、平均値が真ん中を示すのはデータの分布が左右対称のときのみである。

● 中央値

集団の真ん中を示す値は、中央値（median）である。中央値はデータの分布が左右対称のときも非対称のときも集団の真ん中を示す。中央値は、次のようにして求められる。

データの数が奇数であるとき：データを小さいほうから順に並べて（n + 1）/ 2番目の値が中央値。たとえばデータが5つのときは、（5 + 1）/ 2 = 3で、3番目の値が中央値。13、15、18、50、69のときは、18が中央値

データの数が偶数であるとき：データを小さいほうから順に並べてn / 2番目の値と（n + 2）/ 2番目の値をたして2でわった値が中央値。たとえばデータが13、15、18、50、69、97の6つのときは、6 / 2 = 3、（6 + 2）/ 2 = 4で、3番目の値と4番目の値をたして2でわった値、つまり18と50をたして2でわった34が中央値。

中央値は、集団の真ん中を示す値であり、平均値のように算術的な意味はもたない。たとえば、上記の使い捨て注射器の1日あたりの消費量では、中央値に365をかけても年間の消費量を計算できない。しかし、中央値は、半分以上（あるいは以下）の日は注射器を何本消費しているかを示すことができる。

- データの分布によらず集団の真ん中を示すのは中央値。
- 中央値は、半分以上（あるいは以下）の境のデータがいくつであるかを示したいときに用いる。

上記のように、集団の代表値には平均値と中央値があるが、それを提示することによって何を示したいのかに合わせて使い分ける必要がある。

■■■■■■ NOTE ■■■■■■

モード値

データの性質を要約する代表値として平均値や中央値を説明したが、モード値（最頻値、mode）も代表値の1つである。

モード値は、その名のとおり、最も出現する頻度が高い値を示す。モード値は、「良い」、「普通」、「悪い」などの順位データのなかで最も出現頻度の高かった回答がどれであったかを示すときなどに用いられる。

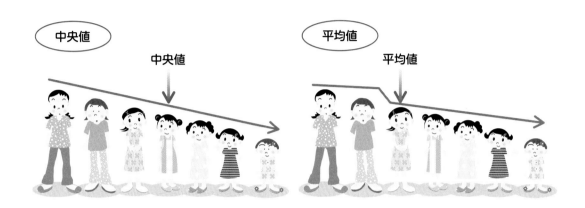

中央値

中央値

平均値

平均値

図 2-3　平均値と中央値は異なることがある

⑤散布度（分散と標準偏差）

　集めたデータの特性を示す代表値として平均値を用いることが多いが、平均値だけで集団の特性を示すことができるのであろうか。

　図 2-4 は同じ平均値をもつ集団であるが、平均値が同じであっても明らかに集団の特性は異なっている。

　この違いは、平均値のまわりにどのくらい散らばっているか、つまり集団のバラツキの度合いに起因する。このようなデータのバラツキの度合いを示す値として、分散や標準偏差がある。平均値や中央値を集団の真ん中を示す代表値とよぶのに対し、分散や標準偏差は集団のバラツキを示す散布度とよばれる。

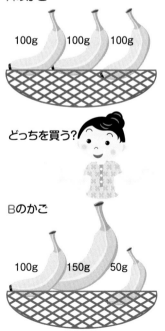

Aのかご

100g　100g　100g

どっちを買う？

Bのかご

100g　150g　50g

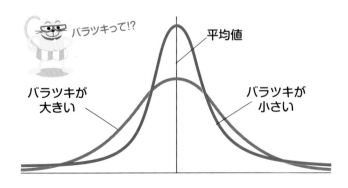

バラツキって!?

平均値

バラツキが
大きい

バラツキが
小さい

図 2-4　平均値は同じだが分散が異なるデータ

●分散

　分散（variance）は（**式3**）または（**式4**）で計算される。分散を計算する式をながめてみると、それぞれのデータから平均値を引いたものを2乗し、それを加算している。つまり、平均値から遠いデータが多ければ分散は大きくなり、平均値に近いデータが多ければ分散は小さくなる。

　また、（**式4**）では分母がn－1となっている。おそらくこれまでに習った数学では、分母はnであった（**式3**）。分母がn－1の分散は不偏分散とよばれ、母集団から取り出した標本の分散を表すときに用いられる。

　本書で扱うデータはすべて母集団から取り出した標本とみなすことができるので、分母がn－1のものを分散とする。一般に、標本の分散（不偏分散）は記号 s^2 で表される。なお、母集団の分散と標本の分散を区別する必要があるときは、**母集団の分散はσ²**（シグマ2乗と読む）で表され、その場合の計算式の分母はnである。

・母分散：

$$\sigma^2 = \frac{\sum_{i=1}^{n}\left(X_i - \overline{X}\right)^2}{n} \qquad \cdots（\textbf{式3}）$$

・不偏分散：

$$s^2 = \frac{\sum_{i=1}^{n}\left(X_i - \overline{X}\right)^2}{n-1} \qquad \cdots（\textbf{式4}）$$

　分散の計算を手計算で行う場合は、**表2-5**のように、平均、（データ）－（平均）、（（データ）－（平均））²と、順序よく表にまとめると間違いが少ない。

表2-5　分散の計算方法

データ	（データ）－（平均）	〔（データ）－（平均）〕²
3	−1	1
5	1	1
1	−3	9
6	2	4
3	−1	1
4	0	0
7	3	9
3	−1	1
2	−2	4
6	2	4
平均　4		合計　34
分散＝（合計）／（10−1）＝3.78		

● 標準偏差

標準偏差（standard deviation）は、分散の平方根である（**式5**、**式6**）。すでに説明したように、分散は平均値からの距離を2乗したものの和であり、その単位はデータ（変数）の単位の2乗であるため扱いが不便となる。そのため、バラツキを示す指標として、分散の平方根である標準偏差が用いられることも多い。一般に、標本の標準偏差は記号 s で表される（**式6**）。なお、母集団の標準偏差と標本の標準偏差を区別する必要があるときは、母集団の標準偏差は σ（シグマと読む）で表される（**式5**）。

■ 標準偏差の式

母標準偏差： $\sigma = \sqrt{\sigma^2}$ ・・・（**式5**）

不偏標準偏差： $s = \sqrt{s^2}$ ・・・（**式6**）

標準偏差は、後に紹介する正規分布の特性を決める係数の1つであり、正規分布を扱うとき大変重要な意味をもつ。このことから、統計解析を行うとき、標準偏差はバラツキの度合いを表す最も重要な値として理論的にも実際的にも最もよく用いられる。

分散、標準偏差以外にも、散布度を示すものとして下記のものがある。

・範囲：集団に含まれるデータの最大値と最小値の差。
・変動係数（CV値）：一般に平均値が大きいほど標準偏差が大きい傾向にある。したがって、平均値の異なる集団の散布度を標準偏差の大小で比較することはできない。変動係数は、標準偏差を平均値で割ったものであり、平均値の異なる集団の散布度の比較に用いる。

$$変動係数 = \frac{標準偏差}{平均値} ・・・（式7）$$

2 計数データの記述

　計量データの記述は、これまで述べてきた方法によって行われるが、性別、ある疾患の有無、アンケートの「はい」・「いいえ」など、計数データの記述は、計量データとは異なる方法で行わなければならない。計数データには量がないため、平均値や標準偏差などが存在しないからである。

　簡単にいってしまえば、計数データは分割表（**表 2-6**、**2-7**）にまとめるか、それをグラフ（**図 2-5**、**2-6**）にして記述することになる。分割表は、計数データのカテゴリごとにいくつ含まれるか（観測度数）を表にまとめたものである。

表 2-6
アンケート調査結果（人）

はい	いいえ	合計
16	34	50
32%	68%	100%

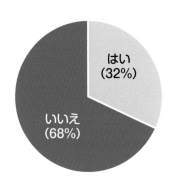

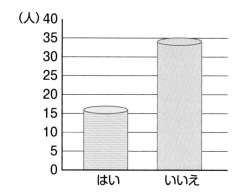

図 2-5　円グラフ　　　　　図 2-6　棒グラフ

表 2-7　脂質異常と心疾患の関係（人）

		脂質異常である		
		は　い	いいえ	合　計
心疾患がある	は　い	26	18	44
	いいえ	7	49	56
	合　計	33	67	100

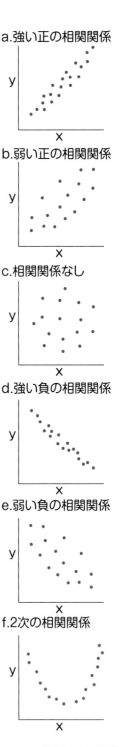

図 2-8　散布図と相関関係

3　2変数の関係
（散布図、相関係数、回帰直線）

①散布図

　収縮期血圧と拡張期血圧、身長と体重などの対になったデータがあるとき、その関係を散布図に表すことが多い。

　散布図とは、対になったデータのうち片方を横軸（x）に、もう片方を縦軸（y）にとりプロットした図で、たとえば**表2-8**のデータの場合、収縮期血圧を横軸に、拡張期血圧を縦軸にとった散布図は**図2-7**のようになる。図2−7をみてみると、右肩上がりの傾向、つまり収縮期血圧が低い人では拡張期血圧も低く、収縮期血圧が高い人では拡張期血圧も高い傾向があることがわかる。このように散布図は、2つの変数xとyの関係を視覚的に表現するための図である。

表 2-8　収縮期血圧と
拡張期血圧 （mmHg）

収縮期血圧	拡張期血圧
113	71
131	82
128	79
110	76
123	72
129	85
133	87
105	69
116	76
125	77
118	81
121	78
117	73
108	68
119	70

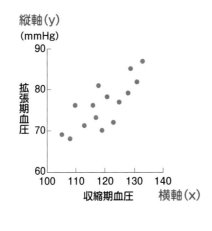

図 2-7 散布図の例（収縮期血圧と拡張期血圧）

　対になったデータを散布図にしてみると、そのデータの関係を視覚的に知ることができる。**図2-8**の**a〜f**に示した散布図には、以下の関係があるといえる。

　a：**強い正の相関関係（強い正の相関）**

　　　xが小さいときyは小さく、xが大きいときはyも大きい。その関係が強い。

　b：**弱い正の相関関係（弱い正の相関）**

　　　xが小さいときyは小さく、xが大きいときはyも大きい。その関係はaほど強くない。

134

c：相関関係なし

　　x の大小と y の大小に関係がない。

d：強い負の相関関係（強い負の相関）

　　x が小さいとき y は大きく、x が大きいときは y が小さい。
　　その関係が強い。

e：弱い負の相関関係（弱い負の相関）

　　x が小さいとき y は大きく、x が大きいときは y が小さい。
　　その関係は d ほど強くない。

f：2 次の相関関係（2 次の相関）

　　x と y の間には直線的な関係ではなく、2 次関数の関係が
　　ある。

②相関係数

　対になったデータの関係を知りたいとき、データを散布図に
表すことはすでに述べた。**図 2-8** の a や b では正の相関関係が
あるといえるが、明らかにその関係の強さは異なる。散布図に
表したとき、データに直線関係が認められた場合、その関係の
強さを数値で示すことができればわかりやすい。直線的な相関
関係を数値で表す尺度として相関係数（r）がある。相関係数（r）
は、（**式 8**）で計算される。

■ 相関係数の式

相関係数　$r = \dfrac{\displaystyle\sum_{i=1}^{n}\left(X_i - \overline{X}\right)\left(Y_i - \overline{Y}\right)}{(n-1)\,s_x s_y}$　・・・（**式 8**）

　　ただし、X_i、Y_i はそれぞれのデータ、$\overline{X}$、$\overline{Y}$ はそれぞれの平均値、
　　s_x、s_y はそれぞれの標準偏差

　相関係数は、－1 から 1 の間の値をとり、x と y の関係につ
いてそれぞれ以下の意味をもつ。

　r ＝ 1：x と y は正の相関をもち、その関係は直線である。す
なわち、対になったすべてのデータは、1 つの直線上にプロッ
トされる（**図 2-9-a**）。

　0 ＜ r ＜ 1：x と y は正の相関をもち、r が大きいほど直　線
に近い関係にある（**図 2-9-b**）。

　r ＝ 0：x と y は無関係である（**図 2-9-c**）。

　－1 ＜ r ＜ 0：x と y は負の相関をもち、r が小さい（マイ
ナス側に大きい）ほど直線に近い関係にある（**図 2-9-d**）。

■ＮＯＴＥ■

**ピアソンの
積率相関係数**

　（式 8）で計算される相関係数は、ピ
アソンの積率相関係数とよばれる。相
関係数にはスピアマンの順位相関係数
などもあるが、一般的に相関係数とだ
け書かれた場合にはピアソンの積率相
関係数を指す。

　本書でもとくに断りのないかぎり、
ピアソンの積率相関係数を相関係数と
よぶことにする。

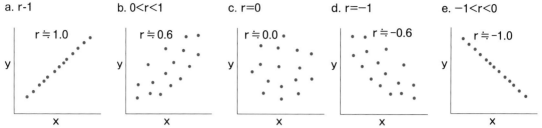

a. r-1   b. 0<r<1   c. r=0   d. r=−1   e. −1<r<0

図2-9　散布図と相関係数（r）

　r＝−1：xとyは負の相関をもち、その関係は直線である。すなわち、対になったすべてのデータは、1つの直線上にプロットされる（**図2-9-e**）。

③回帰直線

　2つの変数xとyを散布図に表したときxとyの間に直線関係が認められれば、次の興味は「その直線関係を示す式は何だろう？」ということに移る。この場合に2つの変数の直線的な関係を代表する直線が回帰直線である。回帰直線は「直線」であるから、（**式9**）のように1次の直線の式で表すことができ、この式を回帰式あるいは回帰直線の式という（この式をもって回帰直線という場合もある）。

■ 回帰直線の式（回帰式）
　y＝ax＋b・・・（**式9**）
　　ただし、

傾き　　$a = \dfrac{\sum\limits_{i=1}^{n}\left(X_i - \overline{X}\right)\left(Y_i - \overline{Y}\right)}{\sum\limits_{i=1}^{n}\left(X_i - \overline{X}\right)^2}$　　　・・・（**式10**）

切片　　$b = \overline{Y} - a\overline{X}$　　　　　・・・（**式11**）

　この式で、aを傾き、bを切片とよび、両方を合わせて回帰係数とよぶ。傾きはxが1だけ変化したときにyがどの程度変化するかを、切片はxが0のときのyの値を表す。
　回帰直線は、**図2-10**に示したように、データと直線との縦軸方向の距離（残差）の2乗が最も小さくなるような直線として計算される。つまり、いろいろな直線の中で、縦軸方向のずれが最も小さいものが回帰直線である。このように残差の2乗が

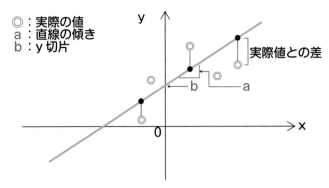

◎：実際の値
a：直線の傾き
b：y切片

実際値との差

図 2-10　回帰直線の意味

最も小さくなるように解析する方法は、最小 2 乗法とよばれ、回帰直線以外にも高次の関数や対数関数などにも用いられる。

④補間と補外

　回帰直線を求めることによって、2 つの変数の直線関係を「代表する直線」で示すことができるが、回帰直線にはもう 1 つの利用価値がある。それは、実際にはデータのなかった x の値のとき、y がどの程度の値をとるかを予測できることである。

　表 2-9 のデータがあるとき、散布図と回帰直線は図 2-11 のようになる。

　このとき x = 167 というデータはないが、y = 0.938x + 17.03 という回帰式に x = 167 を代入することによって、x = 167 のとき y = 173.7 という値をとるであろうことが予測できる。このように x のデータの範囲内で（図 2-11 の例では 162 < x < 181）y を予測することを補間、それ以外の範囲で y を予測することを補外という。

　補間はデータの存在する範囲内での予測であることから、よく行われ信憑性も高いが、補外はデータの存在しない範囲の予測であるから慎重に行われるべきである（安易に行わないほうがよい）とされている。

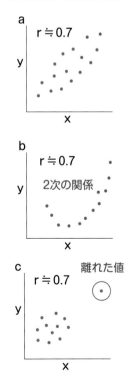

a　$r \fallingdotseq 0.7$

b　$r \fallingdotseq 0.7$　2 次の関係

c　$r \fallingdotseq 0.7$　離れた値

表 2-9　父親とその息子
　　　 の身長（cm）

父　親	息　子
165	176
171	183
181	187
162	165
166	174
169	172
171	172
165	171
177	180
168	183
165	166
172	183
164	173
176	188
162	171
166	173
163	168
174	174
173	176
169	176

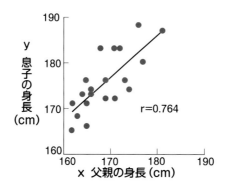

図 2-11　散布図に示した相関係数と回帰直線

傾き：	0.938
切片：	17.03
r ＝	0.764
息子の身長	父親の身長
173.676	167

⑤散布図、相関係数、回帰直線の　組み合わせ

　2つの変数の間の直線的な関係を示そうとするとき、**図 2-11** のように散布図に回帰直線を引き、回帰式と相関係数を書き込むのが一般的である。そうすることによって、散布図に示したデータには直線関係があり、その直線関係の度合いがどの程度で、その直線関係を代表する直線がどのようなパラメータ（傾きと切片）をもっているかを一度に明確に表すことができるからである。「散布図、回帰式および相関係数はセットである」と心得るべきである。

4 正規分布

①確率分布とは

　ある事柄が起こる確率を表したものを**確率分布**とよぶ。たとえば、サイコロを投げたときに出る目の確率を表した確率分布は、**図2-12**で表される。図の横軸は変数の値（サイコロの目）であり、縦軸はその目の出る確率を表している。確率分布の横軸の値（この例ではサイコロの目）は、**確率変数**とよばれる。**図2-12**の確率分布から、どの目の出る確率もすべて同じで、1／6であることがわかる。

　では、身長や体重など連続した値をとる変数が起こる確率を表す確率分布はどうだろう。直感的には、平均値がいちばん高く、それから離れると段々と小さくなるような分布を思い浮かべる（**図2-13**）。この場合も、やはり、横軸で表される**確率変数**がある値をとる確率が、縦軸の値である。しかし、先程のサイコロの目の確率分布とは異なり、確率変数は連続的に変化する。このように確率変数が連続的に変化するような確率分布を、**連続型の確率分布**とよぶ。これに対し、サイコロの目の確率分布は、確率変数が飛び飛びの値しかとらないことから、**離散型の確率分布**とよぶ。

■ NOTE ■

確率変数

　確率変数とは、その変数がある値となる確率、あるいはある範囲に入る確率が決まっている変数をいう。サイコロの例では、サイコロの目が確率変数で、それぞれの目の出る確率が1／6と決まっている。

■ NOTE ■

**サイコロは一様分布かつ
離散型の分布**

　サイコロの目の出る確率分布は、どの目の出る確率も同じ1／6である。このように、確率変数の起こる確率がどれも同じ分布を、一様分布という。また、サイコロの目は、1、2、3、4、5、6と飛び飛びの値しかとらないので、サイコロの目の出る確率分布は離散型の分布である。

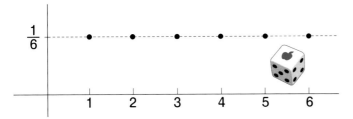

図2-12　サイコロの目の確率分布（一様分布）

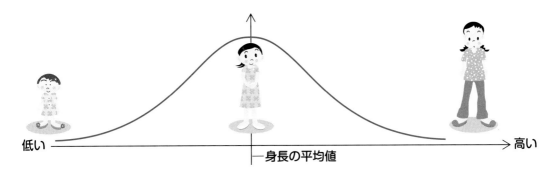

低い　　　　　　　　　　　　　　　　　　　　　高い

身長の平均値

図2-13　身長のデータの分布

②正規分布の特性

　正規分布（Normal Distribution）は、連続型の確率分布の1つであり、統計処理に多く用いられる。測定の誤差や試験の点数のほかにも、身長や体重および多くの検査値はおおよそ正規分布に従うことが知られており、医学の世界でも利用することが多い。また、正規分布はガウス分布ともよばれる。

　正規分布は、次にあげる特性をもっている（図2-14を参照）。
・曲線の下側の面積は合計で1である（この特性はすべての確率分布に共通）。
・平均値を中心に左右対称である。したがって、平均値（分布の中央）より大きい確率は0.5、また平均値より小さい確率も0.5である。
・平均値のところがいちばん高く、平均値から離れるにしたがって0に近づく。
・平均値と標準偏差の違いによって、無限に存在する。

■ 正規分布の式

$$f(x) = \frac{1}{\sigma\sqrt{2\pi}} e^{-\frac{(x-\mu)^2}{2\sigma^2}} \quad \cdots \cdots （\text{式 12}）$$

　x：確率変数、μ：平均値、σ：標準偏差、π：円周率≒3.1416、
　e：自然対数の底≒2.7183

　正規分布の関数（**式12**）をながめてみると、その特性は平均値と標準偏差によって異なることがわかる。なぜならば、変数xを除けば、式に含まれるもののうち平均値と標準偏差以外は定数で不変である。したがって、正規分布は、平均値と標準偏差によって特性が決まる確率分布である。逆にいえば、平均値と標準偏差の違いによって、正規分布は無限に存在する。

■□□□□■ NOTE ■□□□□■

正規分布はどこまでも

　図2-14をみると、正規分布はμ＋3σよりも大きな値は定義されていないように思える。しかし、紙面の都合で省略されているだけであり、正確には正規分布は無限遠まで裾を引く分布である。

■□□□□■ NOTE ■□□□□■

f（x）のf

　関数を表すとき、たとえばxについての関数であればf（x）という表現をよくみかける。このfはfunctionのf、つまり、関数であることを表すfである。

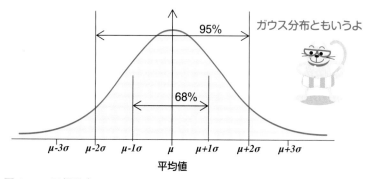

図 2-14　正規分布

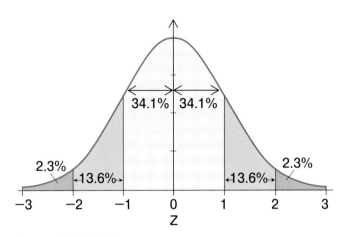

図 2-15　標準正規分布

NOTE
**正規分布で z が特定の値を
とる確率はゼロ**

標準正規分布は確率分布であるから、z の起こる確率を知ることができるが、z が連続的に変化することから、z がある特定の値をとる確率は計算上ゼロとなる。

無限に存在するものを扱うのは難しいため、一般にはその代表として平均値が 0 で標準偏差が 1 の標準正規分布を用いる。正規分布は無限に存在するが、以下の変換によって**標準正規分布**（**図 2-15**）に置き換えることができる。この変換を z 変換とよぶ（**式 13**）。

■ **z 変換の式**

$$z = \frac{X - \mu}{\sigma} \quad \cdots \text{（式 13）}$$

NOTE
正規分布表の読み方

z が 0 から 1 の範囲に入る確率は、p.200 の正規分布表 1（片側）から読み取る。この表は、z がある値よりも大きくなる確率 α を示している。

z が 1 より大きくなる確率は、表から 0.1587 であると読み取れる。また、z が 0 より大きい確率は 0.5 であることから、z が 0 から 1 の範囲に入る確率は 0.5 − 0.1587、つまり 0.3413 である。

同様にして、z が −2 から 2 の範囲に入る確率は、以下のように求める。

標準正規分布から知ることができるのは、z がある範囲に存在する確率である。たとえば、z が 1 である確率はゼロであるが、z が −1 から 1 の間にある確率は、標準正規分布の式の −1 から 1 までの確率の総和をとることによって計算でき、その値はおおよそ 0.68 である。いい換えれば、標準正規分布に従う確率変数 z が −1 から 1 の間に存在する確率は約 68% である。

確率を知りたいときに毎回総和を求めるのは不便であることから、一般にはそれを表にまとめた正規分布表（正規分布表、付録 p.200 ～ 201）が用いられる。

> z が 2 より大きくなる確率が 0.0228 である。
> よって 0 から 2 の確率は
> 　0.5 − 0.0228 = 0.4772
> −2 から 0 の確率も同じ
> したがって、
> 　0.4772 × 2 = 0.9544

③正規分布の応用例（偏差値）

データが正規分布に従うと仮定できるとき、正規分布の特性から、ある範囲の値をとる確率を知ることができる。偏差値は、正規分布の特性を利用した代表的な例である。

試験の点数を評価するとき、偏差値という点数が用いられることが多い。偏差値は（式 14）によって計算される値である。

■ 偏差値の計算式

$$偏差値 = \frac{（その人の得点） - （平均値）}{（標準偏差）} \times 10 + 50 \cdots（式 14）$$

（式 14）のうち右辺の前半は、z 変換の式と同じである。すなわち、点数を平均値が 0 で、標準偏差が 1 になるように変換している。そのあと 10 をかけて 50 を加えているので、点数は平均値が 50 で標準偏差が 10 の新たな「点数」つまり偏差値に置き換えられている。

偏差値を用いる第 1 の理由は、平均値や標準偏差が異なる試験の点数を直接比較できるようにすることである。一般的に試験の点数はその難易度の違いや、受験者の知識の程度の違いによって平均点やバラツキの度合い(標準偏差)が異なる。したがって、異なる試験の点数同士を比較して「こっちの点数のほうが高い」というわけにはいかない。

平均点が 50 点の試験で 50 点をとった場合と、平均点が 80 点の試験で 50 点をとった場合に、それらが同じ意味をもつ 50 点でないことは直感的に理解できる。

また、同様に、平均点が 80 点の試験で 50 点をとったとしてもそれぞれの試験の標準偏差つまりバラツキの度合いが異なれば、50 点の意味も違ってくる。

このように異なる性質をもった試験の結果を、平均値が 50 で標準偏差が 10 という新しい点数に置き換えたものが偏差値であり、平均点と標準偏差が同じであることから偏差値を用いることよって異なる試験の結果を直接比較することができる。

平均 50、標準偏差 10 のときの 50 点、平均 80、標準偏差 10 のときの 50 点の偏差値の計算

・平均 50 のとき：偏差値 $= \dfrac{50 - 50}{10} \times 10 + 50 = 50$

・平均 80 のとき：偏差値 $= \dfrac{50 - 80}{10} \times 10 + 50 = 20$

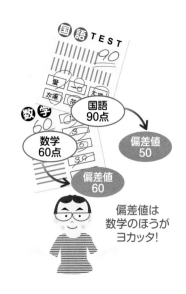

偏差値は
数学のほうが
ヨカッタ！

平均 80 標準偏差 10 のときの 50 点、平均 80 標準偏差 20 のときの 50 点の偏差値の計算

・**標準偏差 10 のとき**：偏差値 = $\dfrac{50-80}{10} \times 10 + 50 = 20$

・**標準偏差 20 のとき**：偏差値 = $\dfrac{50-80}{20} \times 10 + 50 = 35$

偏差値が用いられる第 2 の理由は、偏差値からその点数が起こる確率、いい換えればその点数の順位を知ることができる点にある。試験の点数は一般的に正規分布に従うことが多い。よって、試験の点数の起こる確率は、正規分布に従う。このことから、z 変換すれば、正規分布表からその点数の起こる確率を知ることができるのである。

偏差値は、z 変換した後に 10 をかけて 50 を加えているから、その逆に、偏差値から 50 をひいて 10 でわった値は、z 変換後の値であるから正規分布表から直接確率を求めることができる（**式 15**）。たとえば、偏差値が 50 であれば z は 0、60 であれば z は 1、70 であれば z は 2 といった具合である。

具体的に偏差値が 70 であったときを考えてみよう。**図 2－16** のように、偏差値が 70 であれば z の値は 2 であり、z が 2 以上である確率は正規分布表から 0.0228 であることがわかる。

すなわち、偏差値 70 以上の点数の起こる確率は 0.0228 であり、もし試験の受験者が 1000 人であれば、上位 2.28% の大変よい点数であることがわかる。同様に、偏差値 50 は上位 50% で、60 は上位 15.87%、80 は上位 0.13% であることがわかる。

$$z = \frac{(偏差値)-50}{10} \cdots\cdots\cdots\cdots\cdots (\textbf{式 15})$$

偏差値 70 のとき

$$z = \frac{70-50}{10} = 2$$

■□□□□□■ **NOTE** ■□□□□□■

偏差値の利点をまとめると

・平均値や標準偏差の異なるテストの点を比較することができる

・偏差値から、正規分布表を利用して、順位を知ることができる

　ここで偏差値を取り上げたのは、偏差値を正しく理解してもらうことが目的ではない。正規分布を利用すると、現象の起こる確率を知ることができることを実感してもらうことが目的である。

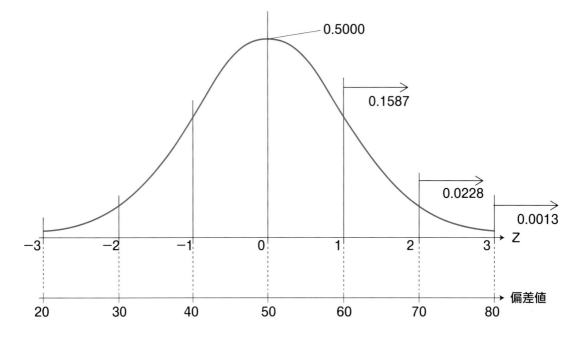

図 2-16　標準正規分布と偏差値の分布

④ 2 項分布

　離散型の確率分布の例として 2 項分布を紹介する。たとえば、10 問の二肢択一の試験問題があるとき、何の知識もなしにあてずっぽうで回答した場合の正解数が 1 である確率、8 以上の確率はいくらであるかを示す分布である。このように、n 回の試行を行ったとき、確率 p で起こる事象が x 回起こる確率を示す確率分布を 2 項分布といい、事象が x 回起こる確率は次のように表すことができる。

$$P(x) = {}_nC_x \times p^x \times (1-p)^{n-x} \qquad \cdots (式16)$$

　ただし、$_nC_x$ は n 個のものから x 個を取り出す組み合わせの数であり、

$$_nC_x = \frac{n!}{x! \times (n-x)!}$$

で表され、これを 2 項係数とよぶ。

　10 枚のコインを同時に投げたとき何枚表が出るか（x 枚）という簡単な例を用いて、2 項分布の具体的な計算方法を示すと以下のようになる。

NOTE

n !（「n の階乗」と読む）

　! は階乗を表し、5 ! は、5 × 4 × 3 × 2 × 1 = 120 となる。なお、0 ! は 1 と定義されている。

表 2-10　10枚のコインを投げた
とき、x 回表が出る確率

x	$_{10}C_x$	P (x)
0	1	0.00098
1	10	0.00977
2	45	0.04395
3	120	0.11719
4	210	0.20508
5	252	0.24609
6	210	0.20508
7	120	0.11719
8	45	0.04395
9	10	0.00977
10	1	0.00098

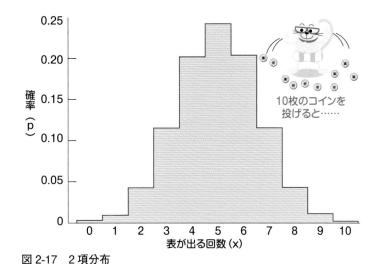

図 2-17　2 項分布

表が出る確率 p は 0.5 であるから、たとえば表が 5 回出る確率は、

$$P(5) = {}_{10}C_5 \times 0.5^5 \times (1 - 0.5)^{10 - 5}$$

$$= \frac{10\,!}{5\,! \times 5\,!} \times 0.5^5 \times (1 - 0.5)^{10 - 5}$$

$$= 0.24609$$

と計算される。

　10 枚のコインを同時に投げたとき、表が x 回出る確率を**表 2-10** にまとめて示す。また、これを確率分布のグラフに示すと**図 2-17** のようになる。

　2 項分布の確率変数は整数で変化するため、2 項分布は離散型の確率分布である。もし、8 枚以上表が出る確率が知りたいのであれば、表が 8 枚、9 枚、10 枚出る確率をすべて加算すればよく、その確率は 0.0547 となる。

　上記のコインにかぎらず、n 回の試行を行ったとき、確率 p で起こる事象が x 回起こる確率を示す確率分布であるから、国家試験に五肢択一の試験問題が 200 問出題されたとき、全く勉強しないで 120 問以上正解となる確率も計算できる。その計算結果は約 0.000000000000001 というかぎりなくゼロに近い確率となる。

● 2 項分布の正規分布への近似

　2 項分布は、n が十分大きく、p が 0.5 に近いとき、平均が n × p で標準偏差が $\sqrt{n \times p \times (1 - p)}$ の正規分布に近似することができる。実用的には、n × p > 5 かつ n × (1 − p) > 5 な

らば、かなりの精度で近似できる。

　たとえば、コインを 20 枚投げたとき、表が 14 枚以上出る確率を求めてみよう。

　この場合、n × p ＝ 10 かつ n × （1 − p）＝ 10 であり、上記の近似の条件を満たしている。2 項分布を用いた場合は 0.0577 と計算される。

　正規分布を用いた場合は、

　　平均は　 n × p ＝ 20 × 0.5 ＝ 10

　標準偏差 ＝$\sqrt{n \times p \times (1 - p)}$ ＝$\sqrt{20 \times 0.5 \times (1 - 0.5)}$

　　　　　　 ＝$\sqrt{5}$

　よって

　　z ＝（13.5 − 10）/$\sqrt{5}$ ＝ 1.5652 ≒ 1.57

となり、それ以上の値をとる確率は正規分布表から 0.0582 と求めることができる。両者の確率はほぼ同じであり、2 項分布を正規分布に近似できることが確認できた。z の計算のなかで 14 ではなく 13.5 を用いたのは、2 項分布が離散型の分布であるのに対し、正規分布が連続型の分布であることから、13 の次に大きい 14 を指定するとき、13 と 14 の中間の値を用いるべきだからである。

練習問題　　　　　　　　　exercises

Q1　ソート（並べ替え）の 2 つの方法を示し、その違いを説明しなさい。

Q2　度数分布表と相対度数分布表の違いを説明しなさい。

Q3　処理結果を示すときにグラフを用いることの必要性を説明しなさい。

Q4　次に示すデータの平均値と中央値を求めなさい。
　　　 53、25、3、15、68、27、11、17、59、6

Q5　平均値と中央値が異なる場合、および、一致する場合、データにはどういう特性があるか説明しなさい。

Q6　次に示すデータの分散と標準偏差を求めなさい。
　　　13、　12、　14、　16、　17、　12、　10、　11、　18、　14

Q7　脂質異常症と心疾患の関係を調べるために、100人の調査を行った結果、下記のデータが得られた。このデータを分割表にまとめなさい。
　　　脂質異常症であり心疾患をもっている　　　26人
　　　脂質異常症であるが心疾患ではない　　　　 7人
　　　脂質異常症ではないが心疾患をもっている　18人
　　　脂質異常症でなく心疾患でもない　　　　　49人

Q8　2つの変数の相関係数に関する次の文の（　　）のうち、正しいほうを選択しなさい。
　　　①xが小さいときyも小さく、xが大きいときyも大きいような関係のとき、相関係数は（正、負）となる。
　　　②相関係数は、2つの変数の関係が（2次の関係，直線の関係）のときは意味をもたない。
　　　③相関係数は、離れた値の影響を（受ける，受けない）。

Q9　次に示すデータを散布図に示し、相関係数、回帰係数を求めなさい。
　　　x：23、15、18、32、24、21、29、22、17、25
　　　y：55、28、45、68、60、56、65、51、47、57

Q10　正規分布の特性を4つあげなさい。

Q11　標準正規分布で、zが-1から1の間にある確率、zが-2から-1の間にある確率を正規分布表から求めなさい。

Q12　ある試験を行った結果、3000人が受験し、平均値が64、標準偏差が11であった。この試験の得点の分布が正規分布に従うとき、75点をとった受験者の偏差値とおおよその順位を求めなさい。

Q13　二肢択一の試験問題が10問あり、全くデタラメに解答したとき、7問以上正解する確率を求めなさい。

3 推測統計

これまでの皆さんにとって統計処理と言えば記述統計であったと思います。この章では、医学研究の分野で統計処理とされることの多い推測統計を取り上げます。本書では、推測統計を一般的な統計学の本とはやや異なった側面からあえてとらえていきます。したがって、表現のなかにやや正確性を欠く部分もあるかも知れません。しかし、推測統計という未知の世界に足を踏み入れてもらうため、あえて常識的なものとは少し違った道筋をとおってみることにしました。

この章では、推測統計とはどんなもので、どのような考え方で行われるのかを概説し、推測統計に必要な基本的なことがらについて学びます。

1 推測統計とは

推測統計を学んだことのない者にとって、そのいちばん身近な応用例はテレビの視聴率かもしれない。ある番組の視聴率が20％であったと聞けば、「日本人の20％、つまり5人に1人がその番組をみていた」とおおよその人は考える。しかし、テレビの視聴率は、日本人全員に「どの番組をみましたか？」とたずねて出された数字ではなく、日本人のうちのごく一部、おおよそ500世帯がみていた割合を示している。つまり、日本人全体（母集団）のうち、ある番組をみていた人の割合を知りたいがために、日本人のうちのごく一部の人（標本）を対象に調査し、得られたデータから日本人全体の様子（母集団の性質）を推測している。これが推測統計の基本である。

ただし、視聴率のような例は、後に述べるように点推定とよばれる手法であり、最も単純な推測統計である。

☕Coffee Break 視聴率の調査対象

テレビの視聴率は、実際には日本全体では行われていません。地域によって放送される番組が異なるため、関東や北海道など、それぞれの地区に分けて集計されるそうです。

調査対象の世帯数も地域ごとに異なり、ある視聴率の調査会社では、関東では600世帯、関西では250世帯、200世帯の地域も多いそうです。

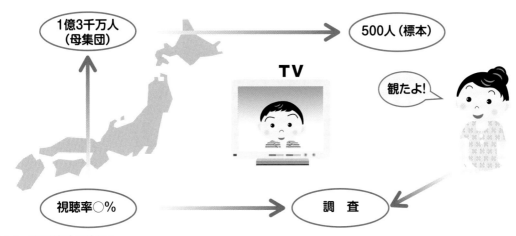

図 3-1　推測統計の仕組み

　推測統計とは、母集団から取り出した標本から、母集団の性質を「推測」する統計学である。

　看護研究でよく行われる「調査研究」もこの方法を用いている場合が多い。

　調査したい対象を、ある病院や病棟などに限定し（標本）、その調査の結果から一般論（母集団の性質）を導きだそうとする。動物を用いた研究や、ヒトに対する薬物の効果の研究も同じである。知りたいのは、すべての動物に共通する性質であり、すべてのヒトに対する普遍的な薬物の効果であるが、公衆衛生学的な全数調査を除き、対象となるすべてを調査するのは事実上不可能である。したがって、調査対象は知りたい母集団の一部であり、調査によって得られたデータは母集団から取り出した標本である場合が多い。

2　母集団と標本

　まず、母集団と標本について確認しよう。母集団とは、調査の対象となるすべてを含む集団である。上記の視聴率の場合には母集団はその番組をみる可能性のあるすべての人であり、薬の効果の場合には母集団はその薬を飲む可能性のあるすべての人である。少し視点を変えてみると、母集団はもっと小さい集団であってもよい。たとえば、ある学校のあるクラスの性質に興味がある場合には、母集団はそのクラス全体である。

■■■■■■ NOTE ■■■■■

母集団と標本は区別する

　残念なことに、本来は標本としてとらえるべきデータを、母集団と解釈してしまっている報告をときどきみかける。研究の結果を解釈するとき、得られるデータが母集団の一部であるのか、それとも母集団全体であるのかを研究の計画段階でよくみきわめる必要がある。もし、母集団の一部をデータとして集め、その結果から一般論（母集団の性質）を導こうとする場合には、その結果の解釈は推測統計の理論に基づいて行われなければならない。

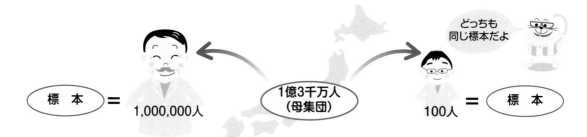

図 3-2　母集団と標本の関係

　　母集団：調べたい対象がすべて含まれる集団

　これに対して、母集団から取り出した母集団の一部を標本と
よぶ。1億人のなかから100万人を取り出しても標本であり、
100人を取り出しても標本である。

　　標本：母集団から取り出した母集団の一部

　繰り返しになるが、推測統計は、母集団から取り出した標本
から、母集団の性質を推測する統計学である。
　「母集団の性質を知りたいのであれば、なぜ標本を取り出す必
要があるのだろうか、母集団を調べればスッキリするのに」と
考える人もいる。しかし、一般的に下記の理由により母集団全
体を調査することが不可能であったり困難であることから、母
集団が大きい場合には標本を取り、推測統計学的な方法で母集
団の推測が行われる。

(1) 時間的な問題
　　インフルエンザの流行について考えてみよう。そのシー
　ズンに流行しそうなインフルエンザの種類を、初冬までに
　調査しなければワクチンの製造が間に合わない。このよう
　なとき、母集団全体を調査していたのでは、多くの時間を
　必要とし、流行の時期が終わってしまい、調査が無意味な
　ものになってしまう。

(2) 金銭的な問題
　　母集団全体を調査するためには時間がかかることはいう
　までもないが、多くの調査費用も必要となる。どんな研究
　であれ調査であれ、そのための予算がありそれを超えるこ
　とはできない。金銭的な問題は、全数調査を実施できない
　大きな要因である。

■■■■■■ NOTE ■■■■■■

標本の大きさ

　統計学では、母集団から取り出した
標本に含まれるデータの数を、標本の
数ではなく大きさとよぶ。本書でも、
今後は標本の大きさという表現をする。

■■■■■■ NOTE ■■■■■■

問題点は重複して起こる

　母集団全体を調査する場合は、通常、
単独ではなく、時間的、金銭的、人的
の複数の問題が重なりあって起こる。

(3) 無限母集団の場合

　　　新薬を開発することを考えれば、その母集団は、新薬を飲む全体である。まだ生まれていない人も、母集団に含まれる。生まれていない人のデータを取ることは不可能であり、母集団全体を調べることはできない。また、あるものを測定する場合でも、母集団は無限回の測定結果であるから、全体を調べることはできない。

　このような理由によって、母集団全体を調べることはあまり行われない。

　母集団全体を調べていないのに、標本から母集団の性質を正しく知ることができるのだろうか。もちろん、全体を調べていないので100％正しい性質を知ることはできない。しかしながら、標本からでもよい予測はでき、推測統計を正しく用いることで全数調査よりも正しい予測をすることも可能である。

3 標本の抽出

●無作為抽出

　母集団の性質を知るために標本を取るとき、基本的な方法は無作為抽出である。無作為抽出とは、その名のとおり、母集団のなかから意図的ではなく全く「デタラメ」に標本を取り出すことをいう。推測統計において標本から母集団を推測するときの大前提として、標本が無作為抽出されていることが必要になる。なぜならば、偏った標本からは母集団を偏って評価してしまう可能性があるからである。もし、ある学校の平均身長を標本調査によって調べようとするとき、母集団の割合よりも男性が多く含まれていたり、バスケットボール部の学生が多くなっていれば、その標本から予測される平均身長は本来予測されるべきものよりも高いものになってしまうだろう。当然のことのように思えるが、外科の病棟で取ったデータを病院の一般的な

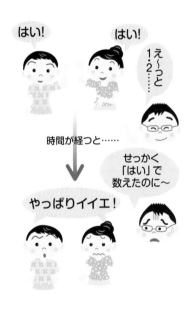

☕Coffee Break 小さい標本で正しい予測

　かなり前のアメリカの大統領選挙で、ある団体は10万人規模の調査を行い、ある調査会社は1000人の調査を行ったそうです。両者の予測は異なっていましたが、選挙の結果は、1000人の調査を行った調査会社の予測と同じだったそうです。これを機に、標本調査が一般的に用いられるようになったともいわれています。

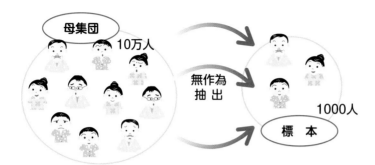

図 3-3　標本は母集団から無作為抽出する

結果として報告している研究結果をみかけることも少なくない。
推測統計の第一歩は、正しい標本を取り出すところから始まる。

　標本から母集団を推測するときは、無作為抽出によって標本
を取り出さなければならない。

　「デタラメに取り出すのなら簡単！」というほど無作為抽出は
簡単ではない。たとえば、母集団の一覧表を作成してそのなか
から適当に思いつくまま標本を取り出すのは無作為抽出であろ
うか。

　通常、このような方法で標本を選ぶと、個人のもつ「クセ」
が現れてしまう。仮に適当な2桁の数字を書き出してもらうと、
人によって奇数や偶数を好むなどの偏りが出てしまうのである。

　では、ある人口10万人の市の成人の意見を調査するために
1000人を標本として抽出することを例に、無作為抽出について
考えてみよう。

　電話番号帳を取り出して、そのなかから適当に1000人を選べ
ばよいだろうか。電話番号帳には一般的に同居している人のう
ち代表者のみが記載されているため、中年以上の男性が多くなっ
ている傾向がある。また、若者のなかには携帯電話しか使用し
ていない者もいる。さらには、上述のように選び出した人のク
セも問題となる。このように正しく「デタラメ」に選ぶことは

■■■■■ NOTE ■■■■■
世論調査は多段抽出
　テレビや新聞が行う世論調査は、住
民基本台帳に基づいて行われる。この
とき、地域や年齢に偏りが生じないよ
うに、それぞれの条件を満たす標本を
段階的に抽出する。この方法を多段抽
出という。

☕ Coffee Break　デタラメとは

デタラメという言葉は、もとは、時代劇などで見る
博打（ばくち）で使われ始めたそうです。サイコロ
の「出た目」次第で勝ち負けが決まる、つまり自分

にとって都合のいい目が出るか出ないかは運まかせ
という意味です。出鱈目と漢字で書くこともありま
すが、あて字だそうです。

想像以上に難しい。

●乱数表を用いた無作為抽出

　上記の10万人のなかから成人1000人を選ぶ場合には、住民基本台帳（市町村に住民登録している人の一覧）に記載されている20歳以上の人のなかから、乱数表を用いて標本を取り出す方法が用いられる。

　乱数表とは、付録p.196～199に示したような表で、その使い方は、以下のとおりである。

⑴ 乱数表を使い始める位置（種SEED）を決める。

　　　たとえば、鉛筆をもち、目をつぶって乱数表の任意の場所を決める。

⑵ 種の位置から必要な桁数を取り出す。

　　　3桁の数値が必要であれば3桁の数字を、5桁の数値が必要であれば5桁の数字を取り出す。

⑶ 次の数字を取り出す。

　　　上と同じ要領で、次の数字を取り出す。

　では、実際に乱数表を使って、1から9999までの数字のなかから10個の数字を取り出してみよう。p.196の乱数表の2行目の先頭を種として選んだ場合、1つめの数字は8464、2つめは4761、以下同様に10個の数字を取り出す。

　このようにして標本を取り出す方法を単純無作為抽出という。このほかに、ある階層ごとに分けてから無作為抽出する方法を層別抽出という。層別抽出は、母集団の層ごとのデータの

■■■■■ NOTE ■■■■■
大き過ぎたり、小さ過ぎる乱数は捨てる

　たとえば、100から300の範囲の乱数を必要とするとき、取り出した値が492のときは、その乱数は捨てて次の乱数を取り出す。また、061のときも目的の範囲から外れているので捨て、使える乱数が必要な数に達するまで乱数を取り出す。

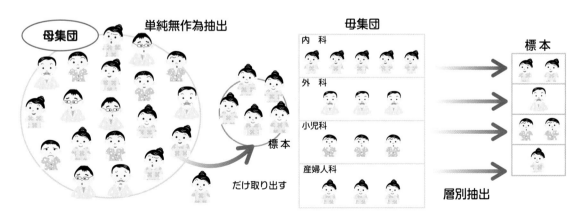

図3-4　単純無作為抽出と層別抽出の違い

割合と標本の層ごとのデータの割合を一致させて無作為抽出する方法である。たとえば、男性と女性から同数選びたいときに男性と女性に分けてから無作為抽出したり、年代ごとにデータを選びたいときに年ごとに分けてから無作為抽出する方法である。

●標本の大きさ

標本抽出に関する次なる問題は、どのくらいの大きさ（データの数）の標本が必要であるかという点である。標本の大きさを決めるためには、推測統計の処理の結果としてどの程度の結論を必要とするか、標本として得たデータがどの程度の分散をもっているか、をみきわめる必要がある。したがって、非常に慎重な調査を行う場合には、あらかじめ予備調査を行っておくべきである。しかしながら、実験データなどはその結果を予測することが難しいため、厳密な意味で標本の大きさを決定することは困難である。

4 もう一度、正規分布

前章ですでにみたように、正規分布に従う現象の起こる確率は正規分布表から知ることができた。偏差値を例にして、平均値のまわり$\pm \sigma$（標準偏差）に入る確率は約68%であり、$\pm 2 \sigma$に入る確率は約95%であった（**図3-5**では母標準偏差σを用いているが、**表3-1**の例題では標本のデータであることから不偏標準偏差を用いている。どちらを用いても「平均値±標準偏差」が母集団の約95%に相当する）。

今度はその反対に、得られたデータが約95%の確率で入る範囲について考えてみよう。例として、平均値が80で標準偏差が6の集団があるとき、どの範囲の値が95%の区間に入る

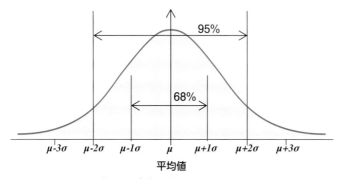

図3-5　$\mu \pm 2 \sigma$が起こる確率は約95%だ

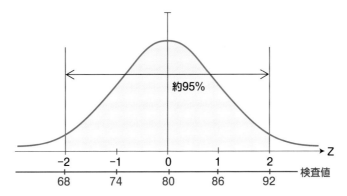

約95%

−2　−1　　0　　1　　2　Z

68　74　　80　　86　　92　検査値

図 3-6　標準正規分布と検査値

かについて注目してみる。

　正規分布表から、95% の区間に含まれる z はおおよそ − 2 から 2（正確には 1.96）であり、それを正規分布の図で表すと **図 3-6** のようになる。つまり、平均値±（標準偏差の約 2 倍）の範囲が、データの 95% を含むことになる。この例では、平均値±（標準偏差の約 2 倍）の範囲、80 ± 12、つまり 68 から 92 の範囲がデータの 95% を含むことになる。

　たとえば、健常な人の収縮期血圧を測定し、そのデータから平均値と標準偏差を計算し、平均値±（標準偏差の約 2 倍）の範囲を計算すると、その範囲には健常な人のうち 95% の人の収縮期血圧が含まれることになる。逆に、このようにして決められた範囲から外れた値が発生する確率は、5% 以下であるといえる。

　正常でない検査値をみつけだすための基準値は、以前はこの方法で決められることもあった。このように平均値±（標準偏差の約 2 倍）の範囲で正常値を決める方法を、平均値± 2SD 法（MEAN ± 2SD 法、SD は Standard Deviation つまり標準偏差の意味）とよぶ。

　では、正常な血圧であるとされる人たちの収縮期血圧のデータ（**表 3-1**）から、MEAN ± 2SD 法を用いて収縮期血圧の正常値の範囲を計算してみよう。

表 3-1　仮想的に集めた健常者の収縮期血圧

121	102	113	116	117	126	107	118	128	122
平均：117				不偏標準偏差：8.07					

計算式：平均値 − 2 ×標準偏差≦基準値≦平均値 + 2 ×標準偏差

117 − 2 × 8.07 ≦基準値≦ 117 + 2 × 8.07

100.86 ≦基準値≦ 133.14

　MEAN ± 2SD 法で基準値を決めるとき、1 つの問題点がある。それは、複数の検査を受けたとき基準値から外れた検査結果が起こる確率が高くなるという問題である。

　1 つの検査では基準値から外れる確率は 5% であるが、2 つの検査を受けるとその確率は 1 − 0.95 × 0.95＝0.0975、3 つの検査を受けると 1 − 0.95 × 0.95 × 0.95 ＝ 0.143、10 の検査を受けると実に約 40% の人が異常値と判断されてしまうことになる。

　ただし、上記のことはそれぞれの検査値が確率的に独立であるという前提で計算した。実際には、多くの検査値の起こる確率は独立ではなく、関連性をもって現れることも多い。

　よって、必ずしも計算どおりの確率で異常値が現れるわけではないが、MEAN ± 2SD 法で決めた基準値にはこのような落とし穴があることを記憶しておいてもらいたい。

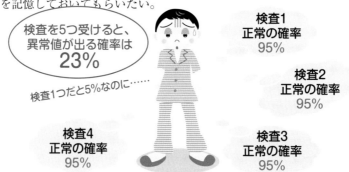

図 3-7　5 つの検査を受けると異常値となる確率は 23%

5 推定（点推定と区間推定）

①点推定

　テレビの視聴率の例では、母集団（全国の視聴者）の性質を標本（一部の視聴者）の性質から推測していると述べた。このように標本の性質をそのまま、母集団の性質とする方法を点推定とよぶ。標本が無作為抽出によって正しく取り出され、しかも標本の大きさが十分であるとき、点推定は非常に簡易に母集団の性質を推測できるよい方法である。

　しかし、母集団から取り出したあまり大きくない標本の性質は、取り出すごとにバラツキをもったものであり、点推定では取り出した標本によってその結論が大きく左右される。

　1000 人の集団から 10 人の標本を無作為抽出で 10 回取り出したとき、標本を取り出すごとにその身長の平均値が異なることは容易に想像できる。たとえ、無作為抽出を行ったとしても、平均値は標本を取り出すたびに変化する。

　点推定は、このように標本を取り出すごとに標本の性質が異なることを考慮していない方法である。

②区間推定

　では、標本が十分大きくないとき、どのように推測統計が行われるのであろうか。推測統計の最も重要であり、最も興味深い点は、次に示す 3 段論法に集約される。

①世のなかの現象の起こる確率は、一定の条件のもとで、確率分布に従う。
②確率分布に従う現象の起こる確率は、確率分布表から知ることができる。
③したがって、世の中の現象の起こる確率は知ることができる。

　試験の点数、身長、血圧や各種の検査値の分布はおおよそ正規分布に従う。また、あとで説明するが、標本の平均値の分布もまた正規分布に従う。正規分布に従う現象の起こる確率は、すでにみてきたように正規分布表から知ることができるのである。

　偏差値は、試験の点数の分布が正規分布に従うことを利用して、30 点から 70 点を取る確率が約 95％ であることを知ることができ、70 点以上を取る確率が 2.5％ 以下であることを知ること

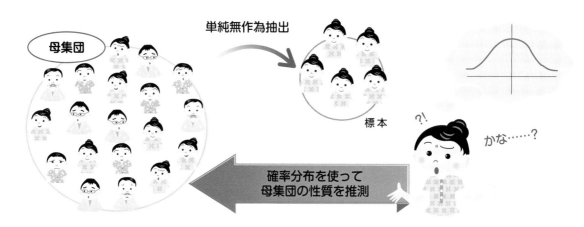

図 3-8　母集団の特性を推測するためには

ができる値である。また、正常値は、検査値の分布が正規分布に従うと仮定し、健常な人の値が 95% の確率で含まれる範囲を計算したものである（これとは異なる基準で定められた正常値も多くある）。

　つまり、推測統計の世界に足を踏み入れるとき、最も重要な概念は、**確率分布に従う現象の起こる確率は確率分布表で知ることができる**点にある。推測統計は、母集団から取り出した標本を用いて、標本の性質が確率分布に従うことから、確率分布をもとに母集団の特性を推測するものである。

③母集団の平均値の区間推定

　標本の平均値は、標本を取り出すたびに異なるが、その分布は正規分布に従う。このことを示す理論は、中心極限定理とよばれているが、ここではその詳しい解説は省略し、中心極限定理のもつ意味だけを示しておく。

■ 中心極限定理の意味するところ

　　母平均 μ、母標準偏差 σ の母集団から取り出した標本の平均値は、標本の大きさが十分大きいとき、平均が μ で、標準偏差が $\sigma / \sqrt{n}$ の正規分布に従う。

　このことを用いると、標本の平均値から、母集団の平均値がどの程度の範囲にあるのかを知ることができるのである。

　この理論を用いて標本から母集団の平均値を推測する方法を

NOTE

**標本の大きさが
10 以上であればいい**

　標本の大きさが 10 以上であるとき、母集団が正規分布に従わなくとも中心極限定理はほぼ成立する。つまり、大きさ 10 以上の標本を取り出したとき、その標本の平均値は、平均が μ で標準偏差が $\sigma / \sqrt{n}$ の正規分布に従うと考えてよい。

NOTE

CI95

　研究論文で「CI95」という表現をみかけることがある。CI は信頼区間（Confidential Interval）の略号であり、信頼係数 95% の信頼区間という意味である。

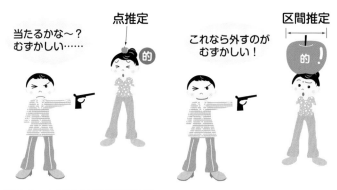

当たるかな〜？
むずかしい……

点推定

これなら外すのが
むずかしい！

区間推定

図 3-9　点推定と区間推定の違い

区間推定とよぶ。区間推定では、ある一定の確率で母集団の平均値が含まれる範囲を推測するが、このとき推測される区間を信頼区間、母集団の平均値が含まれる確率を信頼係数とよぶ。たとえば、95% の確率で母平均が含まれる区間を信頼係数 95%の信頼区間とよび、99% の確率で母平均が含まれる区間を信頼係数 99% の信頼区間とよぶ。

　点推定が標本の平均値をそのまま母集団の平均値であるとするのに対し、信頼区間は「母集団の平均値は 95% の確率（99%の確率）でこの範囲に入っている」という範囲を示すものである。

　「あてずっぽう」で母集団の含まれる範囲を予言することも可能であるが、区間推定では確率分布を利用して、その区間のなかに母集団の平均値が含まれる確率が示されている、つまり、出した答えが正しい確率を示している点で「客観的」である。

■ 正規分布を用いた信頼区間の式

・95% 信頼区間：$\overline{X} - 1.96\dfrac{\sigma}{\sqrt{n}} \leqq \mu \leqq \overline{X} + 1.96\dfrac{\sigma}{\sqrt{n}}$ ・・・(式 17)

・99% 信頼区間：$\overline{X} - 2.58\dfrac{\sigma}{\sqrt{n}} \leqq \mu \leqq \overline{X} + 2.58\dfrac{\sigma}{\sqrt{n}}$ ・・・(式 18)

ただし、$\overline{X}$ は標本平均、σ は母標準偏差、n は標本の大きさ

　上記の（式 17）の 1.96 という値は、正規分布表の両側の確率（α）が 5% となる z の値である。すなわち、95% 信頼区間は 1$-\alpha$ の確率で起こる区間を示しているのである。上記の 99% 信頼区間の式に表れた 2.58 という値も α が 1% となる z の値である。また、正規分布を用いた信頼区間では、その計算に母標準偏差を必要とする。

■ NOTE ■

（式 17）の導き方

　式 17 は下記のようにして導かれたものである。

・中心極限定理より

$$z = \frac{\overline{X} - \mu}{\dfrac{\sigma}{\sqrt{n}}}$$

・95% の確率で z が存在する範囲は
　− 1.96 から 1.96

・したがって、

$$-1.96 \leqq \frac{\overline{X} - \mu}{\dfrac{\sigma}{\sqrt{n}}} \leqq 1.96$$

が 95% の範囲

・この式を μ について解くと（式 17）が得られる

表 3-2　ある部位の癌患者の手術後の生存時間（月数）

12	7	8	22	19	14	17	5	14	18
標本平均	13.6								
不偏標準偏差 5.60									

生存時間とは

【例題】

　ある部位の癌患者 10 名の手術後の生存時間（月数）を調べた。この標本から、母集団の平均値（すべてのある部位の癌患者の手術後の生存時間〔月数〕の平均値）の 95% 信頼区間と 99% 信頼区間を知りたい。ただし、母標準偏差 (σ) は、5.00 であるものとする。

母標準偏差を 5.0 とする

・95% 信頼区間：
$$13.6 - 1.96\frac{5.00}{\sqrt{10}} \leqq \mu \leqq 13.6 + 1.96\frac{5.00}{\sqrt{10}}$$
$$10.5 \leqq \mu \leqq 16.7$$
ある部位の癌患者の手術後の生存時間の平均値の 95% 信頼区間は、10.5 か月から 16.7 か月である。

・99% 信頼区間：
$$13.6 - 2.58\frac{5.00}{\sqrt{10}} \leqq \mu \leqq 13.6 + 2.58\frac{5.00}{\sqrt{10}}$$
$$9.5 \leqq \mu \leqq 17.7$$
ある部位の癌患者の手術後の生存時間の平均値の 99% 信頼区間は、9.5 か月から 17.7 か月である。

　上記の例で、95% 信頼区間と 99% 信頼区間を計算したが、同じ標本を用いても 95% 信頼区間のほうが 99% 信頼区間よりも狭い。実は、信頼係数が高ければ高いほど信頼区間は広くなり、低ければ低いほど信頼区間は狭くすることができる。

　いちばん極端な例として、100% 信頼区間はマイナス無限大からプラス無限大という範囲を推測する。しかし、このような区間を推測したとき、確かに 100% 正しい答えではあるがその区間を知ったところでなんの役にも立たない。また逆に、50% 信頼区間ではその範囲を狭くすることはできても「当たっている確率」は 1 / 2 である。一般的には、信頼係数として 95% あるいは 99% を用いることが多い。

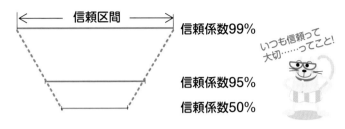

図 3-10　信頼係数が高いほど信頼区間は広くなる

④ t 分布を用いた区間推定

　正規分布による信頼区間の式には、母標準偏差 σ が含まれていた。母標準偏差 σ は、母集団の平均値が既知でないと計算できないはずであるから、母集団の平均値を推測するための式のなかに母標準偏差 σ が含まれているのはおかしい。実は、正規分布を用いた区間推定は、この理由により実験的なデータの処理に用いられることは少ない。一般的には t 分布を用いた（**式 19**）によって信頼区間を計算することがほとんどである。（**式 19**）には母標準偏差 σ が含まれておらず、そのかわりに標本から計算した不偏標準偏差が用いられていることから、得られた標本のデータのみで母集団の平均値の信頼区間を求めることができる。

　t 分布は、正規分布と同様に t 分布に従う現象の起こる確率を示した確率分布であり、t 分布に従う現象の起こる確率は t 分布表によって知ることができる。ただし、t 分布は自由度によって分布型が異なるので、t 分布表で確率を求めるときには自由度に注意しなければならない。

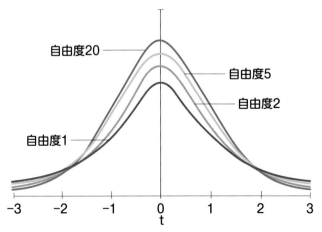

図 3-11　t 分布は自由度によって形が異なる

t分布を用いた信頼区間を求める場合は、正規分布のときと同じ考え方で、信頼係数95%のときにはt分布表の両側のαが5%のときのtを計算に用いるtは$t_{1-\alpha}$と表す。一般には、信頼係数$1-\alpha$の信頼区間の計算に用いる（tは、t_αと表す）。

■t分布を用いた信頼区間の式

$$\overline{X} - t_\alpha \frac{s}{\sqrt{n}} \leq \mu \leq \overline{X} + t_\alpha \frac{s}{\sqrt{n}} \quad 自由度は n-1 \cdots (式19)$$

ただし、$\overline{X}$は標本平均、t_αはt分布表の両側のαをとるtの値、sは不偏標準偏差、nは標本の大きさ。

【例題】

　表3-2の、ある部位の癌患者の手術後の生存時間（月数）の平均値の95%信頼区間と99%信頼区間を知りたい。

　この例の場合、自由度は$n-1=10-1=9$であり、95%信頼区間であればt分布表の両側5%で自由度9のt、すなわち$t_{0.05}$は2.262となる。

・95%信頼区間： $13.6 - 2.262\dfrac{5.60}{\sqrt{10}} \leq \mu \leq 13.6 + 2.262\dfrac{5.60}{\sqrt{10}}$

　　　　　　　　$9.6 \leq \mu \leq 17.6$

　　　　　ある部位の癌患者の手術後の生存時間の平均値の95%信頼区間は、9.6か月から17.6か月である。

・99%信頼区間： $13.6 - 3.250\dfrac{5.60}{\sqrt{10}} \leq \mu \leq 13.6 + 3.250\dfrac{5.60}{\sqrt{10}}$

　　　　　　　　$7.8 \leq \mu \leq 19.4$

　　　　　ある部位の癌患者の手術後の生存時間の平均値の99%信頼区間は、7.8か月から19.4か月である。

■■■■■ NOTE ■■■■■

t分布表の読み方

　起こる確率が95%のtの範囲を知りたいときは、以下のようにt分布表を読む。この場合、平均値を中心に両側で95%の範囲を知りたいので、付録p.205のt分布表2（両側）を用いる。

　この表は、両側でtがそれより大きい値（マイナスには小さい値）を取る確率が示されている。95%の範囲であれば、$1-0.95$つまり0.05という値を上側のαの欄から探し、左側の自由度の欄から該当する自由度を探せば、その交点の値が95%でtが起こる境界t_αである。

練習問題 exercises

Q1 母集団と標本の関係を図示しなさい。

Q2 標本を用いて母集団を推測する理由を 3 つあげなさい。

Q3 標本を抽出するとき無作為抽出を行う理由を説明しなさい。

Q4 乱数表を使って、2 桁の乱数を 5 つ取り出しなさい。

Q5 「MEAN ± 2SD 法」の「MEAN」と「SD」は、それぞれ何を示す言葉か。また、「MEAN ± 2SD 法」と正規分布との関連を説明しなさい。

Q6 点推定と区間推定の違いを説明しなさい。

Q7 区間推定で求められる区間を（a）といい、そのとき用いた確率を（b）という。一般に（b）が高いほど（a）は（c）くなる。

Q8 次に示す標本から t 分布を用いて、母集団の平均値が 95% の確率で存在する区間を求めなさい。

13、12、14、16、17、12、10、11、18、14

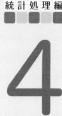

4 仮説検定

統計処理編

　統計学が苦手な人の多くは「仮説検定がよくわからない」ために挫折することが多いようです。一般的な統計学の教科書では仮説検定を「電卓」で行うことができるように正確な数式を提示しながら解説しています。しかし、このことが苦手意識を生む一因になっている面もあると思い、本書では仮説検定の考え方に重点を置きました。

　この章では、標本から母集団の性質を結論づける統計手法である仮説検定について概説し、その初歩的な方法を例示しながら、仮説検定の考え方を学びます。これまでに学んだ統計処理の知識を用いて話が進みますので、必要に応じて前の章の内容を参照してください。

1 仮説検定とは

①仮説検定とは

　医学領域における研究の結果を評価するとき、たとえば動物実験、薬物の効果を確かめる実験、調査研究などによって得られたデータは、母集団からたまたま得られた標本であり、その背後に潜む一般論を導くための材料である。前章の区間推定は、標本をもとに、母集団の平均値が含まれる範囲を推測するものであった。

　一方、研究の結果をまとめるためには、「この薬には効果がある」とか「A群とB群は違うものである」といった、母集団の性質を結論づけることも必要となる。仮説検定（統計的仮説検定あるいは単に検定という）は、推測統計の1つの手法で、確率モデルを用いて、標本のデータから母集団の性質を結論づける統計手法である。

■■■■■■ NOTE ■■■■■

コンピュータを使った統計処理

　本書では数式を最小限にとどめ、仮説検定の考え方に重点を置いて話を進める。なぜならば、コンピュータが進歩した現代では検定を行うための計算はコンピュータにまかせればよいのであって、我々人間が行うべき重要なことは、

　① 何を知りたいから、

　② どのような性質のデータを、

　③ どの検定手法にあてはめ、

　④ コンピュータが出した計算結果をどう読むか、

である。

母集団の性質は、
この範囲かな

平均値

区間推定

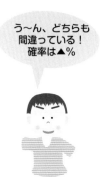

う～ん、どちらも間違っている！
確率は▲％

コレが母集団の性質だ！

平均値

検定

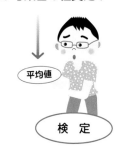

図 4-1　区間推定と検定の違い

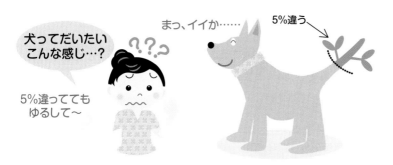

図 4-2　検定では少しの間違いには目をつぶる

検定は、確率モデルに基づいて立てた仮説（帰無仮説という）が起こる確率が少ないことから、帰無仮説を棄却し、帰無仮説が間違っていると結論づける推測統計の方法である。このとき用いる少ない確率を有意水準という。一般的に有意水準として用いられる確率は、5％あるいは1％である。

②**検定の結論のもつ意味**

有意水準5％で示された結論は、「出した結論が間違っている可能性は20回に1回です」あるいは「出した結論は20回のうち19回は当たっています」という意味をもつ。100％確かな結論は母集団全部を調べてみないとわからない。つまり、検定は、間違っている確率が少なければ、間違いに目をつぶって、当たっている確率が非常に高い結論を主張しようという考え方である。

区間推定の項で述べたように、確率分布に従う現象の起こる確率は知ることができる。検定でも、これと同様に、標本から得られた統計量（標本の性質を表すための値）から確率分布を用いて帰無仮説の起こる確率を知る（図4-3を参照）。

☕Coffee Break　**友だちへの電話**

友人のAさんの家に電話をしたとき、留守にしている回数について考えてみましょう。

10回電話して、5回留守だったら「Aさんはいつ電話してもいない」と他の人にいいますか？　10回のうち9回留守だったら、どうでしょう。ほとんどの人は、9割は留守にしているAさんを「いつ電話してもいない人」と結論づけるでしょう。つまり、1割はいるのにそれに目をつぶって「いない」と結論します。これが検定の考え方です。つまりこのときの有意水準は10％ということになります。

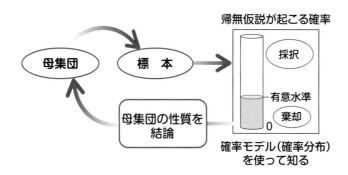

帰無仮説が起こる確率

採択

有意水準

棄却

0

確率モデル(確率分布)
を使って知る

図 4-3　検定の仕組み

　検定を行ったとき、いつも結論が導けるわけではない。帰無
仮説が起こる確率が有意水準よりも少ない場合には、帰無仮説
を棄却できて帰無仮説が間違っていることを主張できる。しか
し、帰無仮説が起こる確率が有意水準より大きいときは、帰無
仮説を棄却できない（採択する）。検定では、帰無仮説が採択さ
れてしまった場合には、結論を述べることができないのである。

　というのも検定は、帰無仮説が起こると仮定するとその確率
が十分小さい（有意水準より少ない）から、帰無仮説が間違っ
ているはずだという反証の理論を使っているからである。一般
に、物事が正しいことを証明するためには、あらゆる角度から
それを検証して、どんな矛盾もないことを示さなければならな
い。逆に物事が間違っていることを証明するのは簡単で、1つ
でも矛盾点を指摘すればよい。このように、1つの矛盾点を指
摘することによって物事が間違っていることを証明する方法を
反証の理論という。

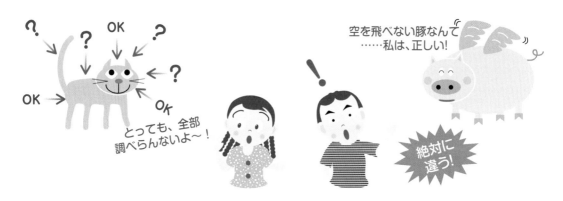

図 4-4　正しいことを証明するのは難しい

③仮説検定の結論の方法

　有意水準を５％と１％とした場合、検定の結論は以下の３通りになる。

● **帰無仮説が起こる確率が**１％**以下であった場合**（棄却、図4-5の「A」または「F」）

「有意水準1％で、帰無仮説は間違っている」

　たとえば、帰無仮説が「A群とB群の平均値は同じ」であった場合は、「有意水準1％で、A群とB群の平均値は異なる」という結論になる。

● **帰無仮説が起こる確率が**１％**より大きく**５％**以下であった場合**（棄却、図4-5の「B」または「E」）

「有意水準５％で、帰無仮説は間違っている」

　たとえば、帰無仮説が「A群とB群の平均値は同じ」であった場合は、「有意水準５％で、A群とB群の平均値は異なる」という結論になる。

● **帰無仮説が起こる確率が**５％**より大きかった場合**（採択、図4-5の「C」または「D」）

「（帰無仮説は間違っていると思って検定を行ったが、）有意水準５％で、帰無仮説は間違っているとはいえなかった」

　たとえば、帰無仮説が「A群とB群の平均値は同じ」であった場合は、「有意水準５％で、A群とB群の平均値は異なるとはいえなかった」ということになる。

　帰無仮説が採択された場合、結論は得られなかったのであって、帰無仮説が正しいことを証明したことにはならない。

■■■■■■ NOTE ■■■■■■

帰無仮説は捨てる（棄却する）ために存在する

　検定では、帰無仮説が棄却できたときのみ結論がいえる。つまり、検定を行う人は皆、帰無仮説を棄却したい。このことから、「帰ら無い仮説」とよばれる。

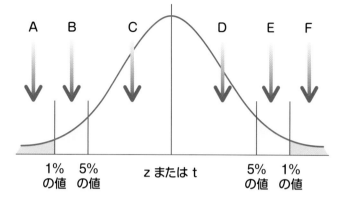

AからFは、標本から計算した z または t の値

A B C D E F

1% 5% z または t 5% 1%
の値 の値 の値 の値

A または F のとき：
　有意水準 1% で帰無仮説を棄却

B または E のとき：
　有意水準 5% で帰無仮説を棄却

C または D のとき：
　有意水準 5% で帰無仮説を採択

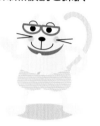

図 4-5　正規分布や t 分布を使って両側検定を行う場合の棄却と採択の判定

④仮説検定の手順

　この後、データの性質や結論の種類によって多くの検定の手法が現れるが、その手順はすべて同じで以下に示すとおりである。これだけをしっかりと押さえておけば、検定を難解なものとしておそれることはない。

❶ 問題を明らかにする。

　何を知りたいために、どのようなデータを集めたのかを明らかにする。

❷ 検定に用いる手法（または確率モデル）を決め、有意水準、帰無仮説を決める。

　検定に用いる手法（または確率モデル）は、集めたデータの性質と何を知りたいのかによって異なるので、問題に適した手法を選択する。検定に用いる手法ごとに帰無仮説は決まっているので、手法が正しく選択できれば、帰無仮説は自然に決まる。有意水準は当面5％としておき❺の手順まで進んだとき、もし、1％でも帰無仮説が棄却できる（帰無仮説の起こる確率が1％より小さい）ときは、1％に変更する。

❸ 標本から、確率モデルに従って統計量を計算する。

　検定に用いる手法（または確率モデル）によって計算式が決まっているので、その計算式に基づいて統計量を計算する。

❹ 有意水準に相当する確率変数の値を確率分布表から読み取る。

　確率モデルに用いた確率分布表から、有意水準の確率変数の値を読み取る。たとえば、正規分布であれば、両側 5% の z の値は 1.96 と読み取る。

❺ 標本から計算した統計量と、有意水準の確率変数の値を比較し、

　　｜標本から計算した統計量｜≧有意水準の確率変数の値のとき、帰無仮説を棄却

　　｜標本から計算した統計量｜＜有意水準の確率変数の値のとき、帰無仮説を採択

❻ 結論を述べる。

　前述の「仮説検定の結論の方法」を参照。

2 t 分布を用いた平均値の検定

　まず、最も単純な例として、1 変数の平均値の検定を取り上げる。

　ある種のマウスは通常の餌で飼育すると生後 4 週間で体重が 24g になることが知られている。この種のマウス 10 匹に特別な餌を与え、生後 4 週間の時点で体重を測定した。この餌を与えることによって、通常の餌を与えたときとマウスの体重に違いがあるかないかを知りたい。

　特別な餌を与えたマウスの体重を表 4-1 に示す。表に示したように、この標本から計算された平均値 $\overline{X}$ は 27g であり、標準偏差 s は 3.16 であった。通常の餌を与えたマウスの体重は 24g であるとされているが、特別な餌を与えたマウスの体重とは同じと考えるべきなのだろうか、それとも異なると考えるべきなのであろうか。

　知りたいのは、「通常の餌を与えたマウスの体重 24g」と「特別な餌を与えたマウスの体重（母集団）」が同じかどうかであり、特別な餌を与えたマウス 10 匹から得られた体重のデータ（標本）をもとにその結論を下したい。

　「通常の餌を与えたマウスの体重が 24g で、標本の平均が 27g であるのなら、違うに決まっている」というのは早合点である。

表 4-1　特別な餌を与えて飼育したマウスの生後 4 週間の体重（g）

29	31	23	25	29	22	31	28	25	27
平均		27							
標準偏差		3.16							

▮▮▮▮▮▮ NOTE ▮▮▮▮▮▮

棄却域と採択域

　確率分布では、その確率分布の統計量が大きいほど起こる確率は少ない。検定の手順❺で、有意水準の確率変数の値よりも標本の統計量のほうが大きいということは、帰無仮説が起こる確率が有意水準よりも少ないことを表している。下図のように、確率変数が有意水準の値よりも大きい場所を棄却域、小さい場所を採択域という。

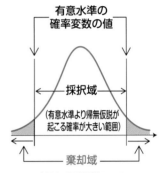

▮▮▮▮▮▮ NOTE ▮▮▮▮▮▮

｜絶対値｜

　検定の手順❺の「標本から計算した統計量」の両側にある縦棒（｜）は、絶対値の意味である。絶対値とは、マイナスの値でも、それをプラスの値に変換することをいう。

　たとえば、｜− 3 ｜＝ 3 である。

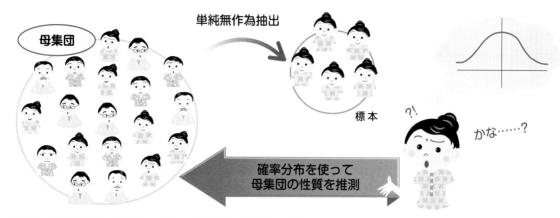

図4-6　検定は標本から確率分布を使って母集団の特性を結論づける

　なぜならば、この実験で得られた標本の平均値はたまたま27g
であったが、次にもう一度実験したらその平均値は24gかもし
れないし、また20gであるかもしれない。繰り返すが、無作為
抽出によって偏りなく取り出した場合でも、標本の特性は取り
出すたびに異なる。標本と母集団の大きさが同じでないかぎり、
標本から母集団に関して100%正しいことを導くことはできず、
確率モデルを使って推測するしかない。よって、下した結論が
間違っている可能性が少ないことを利用して結論づける手法、
つまり検定を行うのである。

　このとき用いられる検定の手法は、平均値の検定とよばれる。
また、検定にt分布を用いることから、t検定ともよばれる。1
変数の平均値に関するt検定では、以下に示す確率モデル、帰
無仮説および有意水準を用いる。なお、この検定の場合、知り
たいのは得られた標本の属する母集団の平均値μが、比べたい
値（この例の場合は通常の餌を与えた場合の体重24g）と同じ
であるかどうかである。したがって、下記の確率モデルのμに
は比べたい値（24g）を代入する。

確率モデル：　$t_0 = \dfrac{\bar{X} - \mu}{s / \sqrt{n}}$ が自由度 $n - 1$ のt分布に従う。

　　　　　ただし、$\bar{X}$は標本平均、μは比較したい対象の母平均、sは不偏標
　　　　　準偏差、nは標本の大きさ

帰無仮説：母集団の平均値は比較したい値と等しい。上記の
　　　　　　例の場合、比較したい対象の母集団の平均値 = 24

有意水準：5%または1%

それでは、前項で示した検定の手順に基づいて、このデータに関する検定を行ってみよう。

---

①問題を明らかにする。

　「通常の餌で飼育したマウスの体重24g」と「特別な餌で飼育したマウスの体重（母集団）」が同じかどうかを知りたい。

②検定に用いる手法（または確率モデル）を決め、有意水準、帰無仮説を決める。

・確率モデル：　$t_0 = \dfrac{\overline{X} - \mu}{s / \sqrt{n}}$ が自由度 $n-1$ の t 分布に従う。

　したがって自由度は $n-1 = 10 - 1 = 9$

・帰無仮説：母集団の平均値は比較したい値と等しい。

　　　　母集団の平均値 $= 24$

・有意水準：5％または1％

③標本から、確率モデルに従って統計量を計算する。

　$t_0 = \dfrac{27 - 24}{3.16 / \sqrt{10}} = 3.0$

④有意水準に相当する確率変数の値を確率分布表から読み取る。

　有意水準5％で自由度9のときの t_α は t 分布表から 2.262（両側5％）

　有意水準1％で自由度9のときの t_α は t 分布表から 3.250（両側1％）

⑤標本から計算した統計量と、有意水準の確率変数の値を比較し、

　　｜標本から計算した統計量｜≧有意水準の確率変数の値

　　　のとき、帰無仮説を棄却

　　｜標本から計算した統計量｜＜有意水準の確率変数の値

　　　のとき、帰無仮説を採択

　　　　有意水準5％のときは｜t_0｜≧t_α

　　　　有意水準1％のときは｜t_0｜＜t_α

　よって、有意水準5％で帰無仮説を棄却

⑥結論を述べる。

　特別な餌で飼育したマウスの体重は、有意水準5％で、通常の餌で飼育したマウスの体重とは異なる。

また、上記の例では、特別な餌で飼育したマウスの平均値のほうが大きかったことから、次のような結論をしてもよい。

　◎特別な餌で飼育したマウスの体重は、有意水準5％で、通常の餌で飼育したマウスの体重よりも重かった。

t 検定の前提条件

　例を示すために、一気に検定の結果までを示したが、t 検定を行うためにはいくつかの約束（前提）が必要となる。t 検定を行うための前提は、以下のとおりである。

両側検定と片側検定

　左の例では、t 分布表から両側5％あるいは1％の t_α を求めて、標本から計算した t_0 と比較した。このような検定方法を両側検定という。両側検定は、標本から計算した平均値から母集団の平均値が比較したい値と同じかどうかを比較するときに用いられる。

　これに対し、比較したい値よりも小さい、あるいは大きいといった具合に、注目点が片側にある場合には片側検定が用いられる。

　片側検定の場合、帰無仮説は $\mu >$ xxx あるいは $\mu <$ xxx であり、t 分布表からは片側5％あるいは1％の t_α を読み取る。

　本書では、以後も平均値に関する検定に両側検定を用いる。

■ 計量データであること

　つまり、身長、血圧、血糖値など連続的に変化する数値でなければならない。「はい」と「いいえ」といった計数データに 0 と 1 をあてはめて計算すれば上記の方法で結論は出せるが、そのとき出した結論が正しい保証はない。

■ 正規性の前提

　標本は、正規分布に従う母集団から取り出したものでなければならない。ただし、標本の大きさが 10 以上で、しかも標本のデータが極端に正規分布から外れていない場合は、厳密に母集団が正規分布に従っていなくても検定を用いることができる。

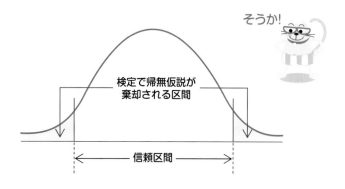

計量データだよ
しかも
正規分布でね！

山型

検定と区間推定の関係

　実は、前章の信頼区間と平均値の検定には密接な関係がある。表 4-1 のマウスのデータから t 分布を用いた 95% 信頼区間を計算してみよう。標本平均は 27.0、自由度は 9、不偏標準偏差は 3.16、$t_{1-0.05}$ は 2.262 であるから、

$$27.0 - 2.262 \frac{3.16}{\sqrt{10}} \leqq \mu \leqq 27.0 + 2.262 \frac{3.16}{\sqrt{10}}$$

$$24.7 \leqq \mu \leqq 29.3$$

となる。

　t 分布を用いた平均値の検定の結果、母集団の平均体重は 24g ではないことが結論づけられた。上記の 95% 信頼区間は 24.7 から 29.3 であり、24g は 95% 信頼区間からは外れているのである。両者とも同じ確率モデルに基づいて計算されているのであるから、推測される確率は同じで 95% 信頼区間に入らない値が起こる確率は 1 − 0.95、つまり 5％ 以下なのである。

そうか！

検定で帰無仮説が
棄却される区間

信頼区間

図 4-7　信頼区間と検定の関係

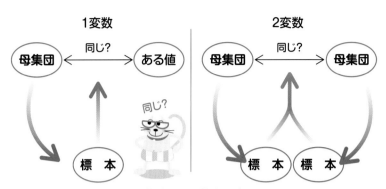

1変数　　　　　　　　　　　　2変数

図4-8　1変数と2変数の平均値の差の検定の違い

3　t分布を用いた平均値の差の検定（対応のない検定）

　健常な人のコレステロール値と疾患をもつ人のコレステロール値、あるいは、A小学校の児童とB小学校の児童の身長など、2つの群の平均値に違いがあるかについての検定を2変数の平均値の差の検定とよぶ。また、前項の平均値の検定と同じくt分布を用いることから、単にt検定とよばれることもある。

　図4-8のように、この検定でも判断したい事柄は、それぞれの群から取り出した標本の平均値に違いがあるかどうかではなく、標本を取り出した2つの母集団の平均値に違いがあるか否かである。

　表4-2は、A小学校の6年生の身長とB小学校の6年生の身長のデータである。この場合、母集団はそれぞれ、A小学校の6年生全員とB小学校の6年生全員であり、表4-2に示したデータがそれぞれの標本である。

　t分布を用いた2変数の平均値の差の検定の確率モデル、帰無仮説、有意水準は以下のとおりである。なお、この検定の場合、知りたいのは、得られた標本の属する2つの母集団の平均値μ_1と平均値μ_2が、等しいかどうかである。したがって、帰無仮説$\mu_1 = \mu_2$から、確率モデル$\mu_1 - \mu_2$は0（ゼロ）として計算する。

表4-2　A小学校とB小学校の6年生の身長（cm）

A小学校	146	141	151	144	135	146	142	142	153	137	140	143	129	145	142
B小学校	145	136	139	142	132	131	145	141	132	152	142	134	137		
平均A	142.4		標準偏差A：5.94			分散A：35.26									
平均B	139.1		標準偏差B：6.21			分散B：38.58									

確率モデル： $$t_0 = \frac{\left(\overline{X}_1 - \overline{X}_2\right) - \left(\mu_1 - \mu_2\right)}{\sqrt{\dfrac{(n_1-1){s_1}^2 + (n_2-1){s_2}^2}{n_1 + n_2 - 2} \times \dfrac{n_1 + n_2}{n_1 n_2}}}$$ が

自由度 $n_1 + n_2 - 2$ の t 分布に従う。

ただし、$\overline{X}_1$ および $\overline{X}_2$ はそれぞれの標本平均、μ_1 および μ_2 はそれぞれの母平均、s_1 および s_2 はそれぞれの不偏標準偏差、n_1 および n_2 はそれぞれの標本の大きさ

帰無仮説：両群の母集団の平均値は等しい。

上記の例の場合、A 小学校の 6 年生の身長 μ_1 と B 小学校の 6 年生の身長 μ_2 は等しい。

有意水準：5％ または 1％

それでは、検定の手順に基づいて、このデータに関する検定を行ってみよう。

---

①問題を明らかにする。

　A 小学校の 6 年生の身長と B 小学校の 6 年生の身長が同じかどうかを知りたい。

②検定に用いる手法（または確率モデル）を決め、有意水準、帰無仮説を決める。

・確率モデル： $$t_0 = \frac{\left(\overline{X}_1 - \overline{X}_2\right) - \left(\mu_1 - \mu_2\right)}{\sqrt{\dfrac{(n_1-1){s_1}^2 + (n_2-1){s_2}^2}{n_1 + n_2 - 2} \times \dfrac{n_1 + n_2}{n_1 n_2}}}$$ が

自由度 $n_1 + n_2 - 2$ の t 分布に従う。
したがって、自由度は
$n_1 + n_2 - 2 = 15 + 13 - 2 = 26$

・帰無仮説：A 小学校の 6 年生の身長と B 小学校の 6 年生の身長は等しい。

・有意水準：5％ または 1％

③標本から、確率モデルに従って統計量を計算する。

$$t_0 = \frac{(142.4 - 139.1) - 0}{\sqrt{\dfrac{(15-1)35.26 + (13-1)38.58}{15 + 13 - 2} \times \dfrac{15 + 13}{15 \cdot 13}}} = 1.446$$

④有意水準に相当する確率変数の値を確率分布表から読み取る。

　有意水準 5％ で自由度 26 のときの t_α は t 分布表から 2.056（両側 5％）

　有意水準 1％ で自由度 26 のときの t_α は t 分布表から 2.779（両側 1％）

⑤標本から計算した統計量と、有意水準の確率変数の値を比較し、

　|標本から計算した統計量|≧有意水準の確率変数の値

　のとき、帰無仮説を棄却

　|標本から計算した統計量|＜有意水準の確率変数の値

　のとき、帰無仮説を採択

　　　有意水準 5％ のときは | t_0 | ＜ t_α

有意水準 1 % のときは｜t_0｜＜ t_α
よって、有意水準 5 % で帰無仮説を採択
⑥結論を述べる。
　　A 小学校の 6 年生の身長と B 小学校の 6 年生の身長は、有意水準
　5 % で異なるとはいえなかった（差があるとはいえなかった）。

等分散の前提

　t 分布を用いた 2 変数の平均値の差の検定を行うとき、1 変数の平均値の検定を行うときの条件に加えて、2 群の母集団の分散が等しいという前提が必要になる。これを等分散の前提という。

　2 群の母集団の分散が等しいかどうかは、等分散の検定（F 検定）によって確認する必要がある。

　したがって、t 分布を用いた 2 変数の平均値の差の検定を行う前に、まず 2 群の母集団の分散が等しいかどうかを等分散の検定で確認し、分散が異ならないという結果が得られたときのみ t 分布を用いた平均値の差の検定を行う。

　もし、分散が異なるという結果になった場合には、上記の t 分布を用いた 2 変数の平均値の差の検定ではなく、ウェルチの検定を行う。ウェルチの検定は、確率モデルのうち統計量 t_0 と自由度を計算する式が異なる以外は、t 分布を用いた 2 変数の平均値の差の検定と同じである。

t 分布を用いた 2 変数の平均値の差の検定の手順

・等分散の検定を行う。
・等分散の検定の結果、分散が異ならないと判断されれば t 分布を用いた 2 変数の平均値の差の検定を用いる。
・等分散の検定の結果、分散が異なると判断されればウェルチの検定を用いる。

■ 等分散の検定の例

　等分散の検定の確率モデル、帰無仮説、有意水準は以下のとおりである。

確率モデル： $F_0 = \dfrac{s_1{}^2}{s_2{}^2}$ が自由度 $n_1 - 1$（分子）、$n_2 - 1$（分母）

のF分布に従う。ただし、2 つの分散のうち大きいほうを分子に、小さいほうを分母にするので、$s_1{}^2$ は 2 つの標本分

NOTE

等分散の検定＝ F 検定

　等分散の検定は、F 検定ともよばれる。これは、等分散の検定に用いる確率分布が F 分布であることによる。F 分布も連続型の確率分布であり、付録 p.202 の F 分布表から確率を求めることができる。

散のうち大きいほう、s_2^2 は２つの標本分散のうち小さいほうである。したがって、n_1 は分散の大きいほうの標本の大きさ、n_2 は分散の小さいほうの標本の大きさである。

帰無仮説：両群の母集団の分散は等しい。

有意水準：一般的には５％（１％では行わない）

それでは、検定の手順に基づいて、**表4-2** の小学生のデータについて等分散の検定を行ってみよう。

---

① 問題を明らかにする。

　Ａ小学校の６年生の身長とＢ小学校の６年生の身長の分散が同じかどうかを知りたい。

② 検定に用いる手法（または確率モデル）を決め、有意水準、帰無仮説を決める。

　・確率モデル：　$F_0 = \dfrac{s_1^2}{s_2^2}$ が自由度 $n_1 - 1$（分子）、$n_2 - 1$（分母）

　のＦ分布に従う。したがって自由度は

$$n_1 - 1 （分子） = 13 - 1 = 12$$
$$n_2 - 1 （分母） = 15 - 1 = 14$$

　・帰無仮説：Ａ小学校の６年生の身長とＢ小学校の６年生の身長の分散は等しい。

　・有意水準：５％

③ 標本から、確率モデルに従って統計量を計算する。

$$F_0 = \frac{38.58}{35.26} = 1.094$$

④ 有意水準に相当する確率変数の値を確率分布表から読み取る。

　有意水準５％で自由度 12（分母）、14（分子）のときの F_α はＦ分布表から 2.64（片側）

⑤ 標本から計算した統計量と、有意水準の確率変数の値を比較し、

　　｜標本から計算した統計量｜≧有意水準の確率変数の値
　　のとき、帰無仮説を棄却
　　｜標本から計算した統計量｜＜有意水準の確率変数の値
　　のとき、帰無仮説を採択
　　　　有意水準５％のときは｜F_0｜＜F_α

　よって、有意水準５％で帰無仮説を採択

⑥ 結論を述べる。

　Ａ小学校の６年生の身長とＢ小学校の６年生の身長の分散は、有意水準５％で異なるとはいえなかった（差があるとはいえなかった）。

上記のＦ検定の結果から、**表4-2** の小学生の身長の平均値の差の検定には、ｔ分布を用いた平均値の差の検定を使うと判断できる。

NOTE

等分散の検定の解釈

　すでに述べたように、検定で帰無仮説が採択されたとき、帰無仮説が正しいことを示したことにはならない。

　しかし、等分散の検定を行う目的は、ウェルチの検定を用いなければならないかどうかを判断することである。

　よって、帰無仮説が採択された場合には分散は異ならないと解釈し、通常のｔ分布を用いた平均値の差の検定を使ってよいと判断する。

ウェルチの検定

等分散の検定の結果、2群の母集団の分散が異なると判断されたとき、t分布を用いた平均値の差の検定ではなくウェルチの検定を行わなければならない。ウェルチの検定の確率モデル、帰無仮説、対立仮説、有意水準は以下のとおりである。

確率モデル： $t_0 = \dfrac{\left(\overline{X}_1 - \overline{X}_2\right)}{\sqrt{\dfrac{s_1^2}{n_1} + \dfrac{s_2^2}{n_2}}}$ が

自由度 $\dfrac{\left(\dfrac{s_1^2}{n_1} + \dfrac{s_2^2}{n_2}\right)^2}{\dfrac{\left(\dfrac{s_1^2}{n_1}\right)^2}{n_1 - 1} + \dfrac{\left(\dfrac{s_2^2}{n_2}\right)^2}{n_2 - 1}}$ の

t分布に従う。

帰無仮説：両群の母集団の平均値は等しい。

有意水準：5％または1％

本来は正しくないが、計算の例という意味で**表4-2**のデータについてウェルチの検定を行ってみよう。

①問題を明らかにする。
　　A小学校の6年生の身長とB小学校の6年生の身長が同じかどうかを知りたい。
②検定に用いる手法（または確率モデル）を決め、有意水準、帰無仮説を決める。

確率モデル： $t_0 = \dfrac{\left(\overline{X}_1 - \overline{X}_2\right)}{\sqrt{\dfrac{s_1^2}{n_1} + \dfrac{s_2^2}{n_2}}}$ が自由度 $\dfrac{\left(\dfrac{s_1^2}{n_1} + \dfrac{s_2^2}{n_2}\right)^2}{\dfrac{\left(\dfrac{s_1^2}{n_1}\right)^2}{n_1 - 1} + \dfrac{\left(\dfrac{s_2^2}{n_2}\right)^2}{n_2 - 1}}$ の

　　t分布に従う。
・帰無仮説：A小学校の6年生の身長とB小学校の6年生の身長は等しい。
・有意水準：5％または1％
③標本から、確率モデルに従って統計量を計算する。

$$t_0 = \frac{(142.4 - 139.08)}{\sqrt{\dfrac{35.26}{15} + \dfrac{38.58}{13}}} = 1.441$$

NOTE

F分布表の読み方

有意水準5％のときは付録のp.202、有意水準1％のときは付録のp.203のF分布表を用いる。

等分散の検定では、通常は有意水準を5％とするので、付録のp.202のF分布表を用い、分子の自由度と分母の自由度から F_a を読み取る。

NOTE

ウェルチの検定は近似法

2群の分散が異なるとき、t検定ではなくウェルチの検定を用いなければならない。それならば、分散が等しいときもウェルチの検定を用いてもよいように思える。しかし、ウェルチの検定はあくまでも等分散の前提が得られない場合の近似法であり、等分散の前提が得られる場合には通常の検定を用いたほうが正確な検定が行える。

$$自由度 = \frac{\left(\dfrac{35.26}{15} + \dfrac{38.58}{13}\right)^2}{\dfrac{\left(\dfrac{35.26}{15}\right)^2}{15-1} + \dfrac{\left(\dfrac{38.58}{13}\right)^2}{13-1}} = 25.06$$

④有意水準に相当する確率変数の値を確率分布表から読み取る。

有意水準5%で自由度25のときのt_αはt分布表から2.060（両側5%）

有意水準1%で自由度25のときのt_αはt分布表から2.787（両側1%）

⑤標本から計算した統計量と、有意水準の確率変数の値を比較し、

|標本から計算した統計量|≧有意水準の確率変数の値

のとき帰無仮説を棄却

|標本から計算した統計量|＜有意水準の確率変数の値

のとき帰無仮説を採択

有意水準5%のときは|t_0|＜t_α

有意水準1%のときは|t_0|＜t_α

よって、有意水準5%で帰無仮説を採択

⑥結論を述べる

A小学校の6年生の身長とB小学校の6年生の身長は、有意水準5%で異なるとはいえなかった（差があるとはいえなかった）。

■■■■■■ NOTE ■■■■■■

ウェルチの検定の自由度

　ウェルチの検定では、通常、自由度が整数ではない。したがって、正確には自由度が小数点まで示されたt分布表を用いないと正しい検定はできないことになる。ところが、t分布表をながめてみるとわかるように、自由度が10以上のときは自由度が1異なってもtの値の変化は0.03未満である。よって、計算で求めた自由度を四捨五入し整数にしてからt分布表を読んでも大きな誤差は生じない。左の例でも、計算して求めた自由度は25.06であったが、t分布表を読むときは自由度を25とした。

4 t分布を用いた平均値の差の検定（対応のある検定）

　前項の例では、A小学校とB小学校といった具合に、標本のデータはそれぞれ異なる個人（個体）から得られたものであり、それぞれの標本に含まれるデータの間には何の関連もない。このような性質のデータを「対応のないデータ」とよぶ。

　これに対し、2種類の薬の効果の違いを確かめるときに10人に2種類の薬をそれぞれ飲んでもらったときのデータや、20人の収縮期血圧と拡張期血圧を測定したときのデータなどは、各人のデータがそれぞれ対になって存在する。このような性質のデータを「対応のあるデータ」とよぶ。

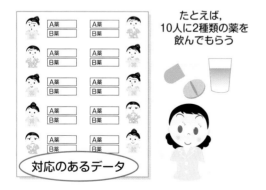
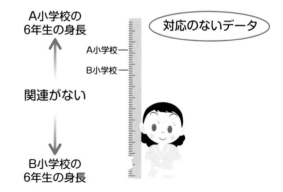

図4-9　対応のないデータと対応のあるデータ

178

　対応のあるt分布を用いた平均値の差の検定は、対応のある
データに対して用いられる平均値の差の検定である。具体的に
は、それぞれ対応するデータどうしを引き算し、その結果得ら
れた数値の平均値が0（ゼロ）であるか否かを、前出の項の「t
分布を用いた平均値の検定（1群）」で検定する。すなわち、差
分の平均値が0でなければ両群の母集団の平均値には差があり、
差分の平均値が0であれば両群の母集団の平均値は違わないだ
ろうという考え方である。薬の効果など、個体によって効果に
差があるような（個人差があるような）実験をしたとき、その
効果の差分が0であるかどうかを検定することによって、個体
差を吸収してしまうのである。

　また、対応のある検定では、差分を計算してから変数の平均
値の検定を行うので、両群の分散が等しいという等分散の前提
は必要としない。したがって、2群の平均値の検定ではあるが
等分散の検定は不要である。

　表4-3は、従来の血圧降下薬と新しく開発された血圧降下薬
をそれぞれ10人に服用させ、収縮期血圧を測定した結果である。
この結果から従来の薬と新しく開発された薬で降圧効果に違い
があるか否かを、対応のない検定と対応のある検定の両方を用
いて検定してみよう。無論、このデータには対応のある検定を
実施するべきである。

■■■■■■ NOTE ■■■■■■
**なぜ等分散の前提を
必要としないのか**

　対応のある2群の平均値の差の検定
では、等分散の前提を必要としない。
なぜならば、検定に用いるデータは、
表4-3に示したように対応のある2群
のデータの差分であり、確率モデルに
用いられる式での計算は1変数で行わ
れるからである。

表4-3　血圧降下薬の効果の差（mmHg）

従来の血圧降下薬	新しく開発された血圧降下薬	収縮期血圧の差
133	131	2
120	121	−1
162	152	10
145	141	4
132	128	4
151	143	8
147	145	2
126	122	4
139	136	3
147	130	17
平均　　140.2	134.9	5.3
標準偏差　12.632	10.24	5.143

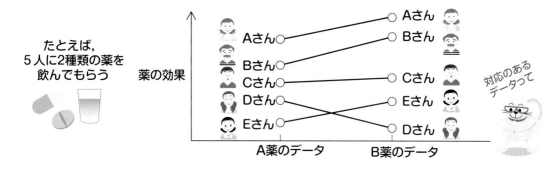

たとえば，
5人に2種類の薬を
飲んでもらう

薬の効果

Aさん
Bさん
Cさん
Dさん
Eさん

Aさん
Bさん
Cさん
Eさん
Dさん

A薬のデータ　　　　B薬のデータ

対応のある
データって

図 4-10　対応のあるデータは変化分を見ている

■ 対応のない検定を用いた例（正しくない適用）

　まずは、等分散の検定を実施するべきであるが、ここでは等分散の前提は得られたものとし、対応のない t 分布を用いた平均値の差の検定を行うと以下のようになる。

①問題を明らかにする。
　　従来の血圧降下薬と新しく開発した血圧降下薬の効果に違いがあるかどうかを知りたい。

②検定に用いる手法（または確率モデル）を決め、有意水準、帰無仮説を決める。

・確率モデル： $t_0 = \dfrac{(\overline{X}_1 - \overline{X}_2) - (\mu_1 - \mu_2)}{\sqrt{\dfrac{(n_1 - 1){s_1}^2 + (n_2 - 1){s_2}^2}{n_1 + n_2 - 2} \times \dfrac{n_1 + n_2}{n_1 n_2}}}$ が

　　自由度 $n_1 + n_2 - 2$ の t 分布に従う。

　　したがって、自由度は $n_1 + n_2 - 2 = 10 + 10 - 2 = 18$

・帰無仮説：従来の血圧降下薬と新しく開発した血圧降下薬の効果に違いはない。

・有意水準：5 ％

③標本から、確率モデルに従って統計量を計算する。

$$t_0 = \dfrac{(140.2 - 134.9) - 0}{\sqrt{\dfrac{(10 - 1)159.7 + (10 - 1)105.0}{10 + 10 - 2} \times \dfrac{10 + 10}{10 \cdot 10}}} = 1.030$$

④有意水準に相当する確率変数の値を確率分布表から読み取る。
　　有意水準 5 ％で自由度 18 のときの t_α は t 分布表から 2.101（両側 5 ％）
　　有意水準 1 ％で自由度 18 のときの t_α は t 分布表から 2.878（両側 1 ％）

⑤標本から計算した統計量と、有意水準の確率変数の値を比較し、
　　｜標本から計算した統計量｜≧有意水準の確率変数の値
　　　のとき、帰無仮説を棄却
　　｜標本から計算した統計量｜＜有意水準の確率変数の値
　　　のとき、帰無仮説を採択
　　　　有意水準 5 ％のときは｜ t_0 ｜＜ t_α

有意水準 1% のときは｜t_0｜＜t_α
よって、有意水準 5% で帰無仮説を採択
⑥結論を述べる。
　　従来の血圧降下薬と新しく開発した血圧降下薬の効果は、有意水準 5% で異なるとはいえなかった（差があるとはいえなかった）。

■ 対応のある検定を用いた例（正しい適用）

次に、本来このデータに用いるべき、対応のある t 分布を用いた平均値の差の検定を行ってみると、以下のようになる。

①問題を明らかにする。
　　従来の血圧降下薬と新しく開発した血圧降下薬の効果に違いがあるかどうかを知りたい。
②検定に用いる手法（または確率モデル）を決め、有意水準、帰無仮説を決める。

・確率モデル：$t_0 = \dfrac{\overline{X} - \mu}{s / \sqrt{n}}$　が自由度 n－1 の t 分布に従う。

　　したがって、自由度は n－1＝10－1＝9
・帰無仮説：従来の血圧降下薬と新しく開発した血圧降下薬の効果に違いはない。
・有意水準：5% または 1%
③標本から、確率モデルに従って統計量を計算する。
　　従来の血圧降下薬と新しく開発した血圧降下薬のそれぞれ対応したデータの差分から計算する。

$$t_0 = \frac{5.3 - 0}{5.143 / \sqrt{10}} = 3.258$$

④有意水準に相当する確率変数の値を確率分布表から読み取る。
　　有意水準 5% で自由度 9 のときの t_α は t 分布表から 2.262（両側 5%）
　　有意水準 1% で自由度 9 のときの t_α は t 分布表から 3.250（両側 1%）
⑤標本から計算した統計量と、有意水準の確率変数の値を比較し、
　　　｜標本から計算した統計量｜≧有意水準の確率変数の値
　　　のとき、帰無仮説を棄却
　　　｜標本から計算した統計量｜＜有意水準の確率変数の値
　　　のとき、帰無仮説を採択
　　　　　有意水準 5% のときは｜t_0｜≧t_α
　　　　　有意水準 1% のときは｜t_0｜≧t_α
　　よって、有意水準 1% で帰無仮説を棄却
⑥結論を述べる。
　　従来の血圧降下薬と新しく開発した血圧降下薬の効果は、有意水準 1% で異なる。

新しい薬と従来の薬の効果を調べる実験においては、新しい薬の効果が従来の薬よりも優れているかどうかに興味がある。したがって、上記のように帰無仮説が棄却できた場合には、新しい薬の平均値のほうが低かったことから下記のような結論を

ほうべることもできる。

　◎有意水準1%で、新しい血圧降下薬は従来の血圧降下薬より血圧を下げる効果が高かった。

　対応のあるデータに対して、対応のない検定を実施したときと対応のある検定を実施したときとでは、検定結果に違いがあることを示した。表4-3のデータは、対応のあるデータであるから、対応のある検定を行うべきである。対応のない検定を実施すると間違った結論を出してしまうことがあるので十分注意したい。

5 ノンパラメトリックな検定

　ここまでは、t分布を用いた確率モデルによる検定を例示した。これらの検定では、母集団が正規分布に従っていることを前提としている。しかしながら、実験の結果や調査結果は必ずしも正規分布に従うとは限らない。また、データそのものが連続数ではない場合もある。

　癌のステージや調査研究のときの「大変良い」、「良い」、「普通」、「やや悪い」、「大変悪い」などといった不連続で、しかもそれぞれの階級の間に大小関係（順位）のみが存在するような類のデータ（順位データ）は、t分布を用いた確率モデルでは検定することができない。また、標本の大きさが10に満たない場合も、t分布を用いた検定には適さないとされている。

　このようなデータに平均値の検定を行うとき用いられるのが、ノンパラメトリックな平均値の検定とよばれる方法である。ノンパラメトリックとは、「母数によらない」という意味であり、平均値に限らず順位データにはノンパラメトリックな検定が用いられる。

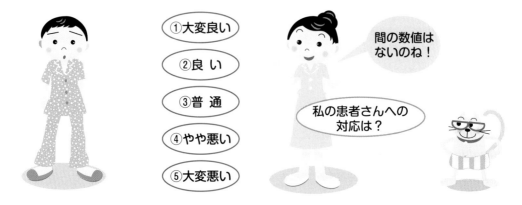

①大変良い
②良い
③普通
④やや悪い
⑤大変悪い

間の数値はないのね！

私の患者さんへの対応は？

図4-11　順位データの意味

- 対応のない t 分布を用いた平均値の差の検定
  - → （ウィルコクソン）の順位和検定
- 対応のある t 分布を用いた平均値の差の検定
  - → （ウィルコクソン）の符号付順位検定
- 相関係数（ピアソンの積率相関係数）
  - → （スピアマン）の順位相関係数

　ノンパラメトリックな検定を行うとき、t 分布を用いた検定などとは異なり、帰無仮説が起こる確率は確率分布を用いずに直接的に計算される。一般的にノンパラメトリックな検定を行うための計算方法は複雑であるため、コンピュータの統計処理ソフトウェアを用いて計算し、その結果として帰無仮説が起こる確率が示される。また、コンピュータを用いて t 検定などを行う場合も同様に、帰無仮説が起こる確率が直接示される。

　帰無仮説が起こる確率は、一般的に P（確率：Probability の P）で示されることが多い。帰無仮説が起こる確率が直接示されている場合も、検定の手順は基本的には前述のものと同じである。ただし、以下のように❸以降の手順が異なる。

《コンピュータを用いた場合の検定の手順》

❶問題を明らかにする。

❷検定に用いる手法（または確率モデル）を決め、有意水準、帰無仮説を決める。

❸コンピュータにデータを入力し、検定に用いる手法を指定する。

❹計算された P の値によって下記のように判断する（図4-5を参照）。

・$P > 0.05$ →帰無仮説を採択

・$0.01 < P \leqq 0.05$ →有意水準5%で帰無仮説を棄却

・$P \leqq 0.01$ →有意水準1%で帰無仮説を棄却

❺結論を述べる。

　表4-4 は、ある病棟における看護師の経験年数の違いによる患者さんへの対応の善し悪しを、患者さんから聞き取り調査した結果である。経験年数によって対応の善し悪しに違いがあるか否かを知りたい。

表 4-4 看護経験年数 10 年以上と 10 年未満の看護師に対する評価の違い

10 年以上	10 年未満
3	2
3	1
4	4
5	3
3	4
4	5
5	5
3	4
4	3
4	4
5	2
2	5
2	4
4	3
5	4
3	3
4	3
3	3
3	3
	4
	5

大変良い ：	5
良 い ：	4
普 通 ：	3
やや悪い ：	2
大変悪い ：	1

■□□□□■ NOTE ■□□□□■

順位は5つ以上

　順位データを処理するノンパラメトリックな検定では、順位の数が5以上でないと正しい結果が得られないとされている。アンケート調査などで「普通」を設けるとその回答が多くなってしまうからという理由で、順位を4つにしてしまうことがある。しかし、集計後の検定まで考えた場合には順位を5にしておくか、あるいは頑張って6にするほうが得策である。

❶問題を明らかにする。
　　ある病棟における看護師の患者への対応の善し悪しに、経験年数によって違いがあるか否かを知りたい。
❷検定に用いる手法（または確率モデル）を決め、有意水準、帰無仮説を決める。
　　順位データであり、しかも対応のないデータであるから、順位和検定を用いる。
　　帰無仮説：平均値は同じ
　　　　　　　この場合、経験年数によって看護師の患者への対応の善し悪しに違いはない
❸コンピュータの統計処理ソフトウェアにデータを入力し、検定に用いる手法を指定する。
　　検定手法として順位和検定を指定
❹P ≦ 0.05 のとき有意水準 5 ％で帰無仮説を棄却

　　有意水準を1％としたときは、P ≦ 0.01 のとき有意水準1％で帰無仮説を棄却

　　統計処理ソフトウェアで計算したところ、P = 0.85 と計算されたので、帰無仮説を採択
❺結論を述べる。
　　有意水準5％で、ある病棟における看護師の患者への対応の善し悪しは、経験年数によって異なるとはいえなかった。

6 計数データの検定（2×2分割表の検定）

医療関係のデータは計量データばかりではない。「はい」と「いいえ」、「死亡」と「生存」、「肝硬変」と「肝癌」などの計数データを取り扱うことも大変多い。

ウイルス X と肝癌の関連について調査した結果、**表 4-5** を得たとしよう。このような計数データは、前述の平均値の検定では処理できない。そこで、**表 4-6** のようにデータをまとめ（このような表を分割表とよび、とくにマスの数が 2×2 のものを 2×2 分割表とよぶ）、ウイルス X の有無によって肝癌の有無の割合が異なるかどうか、別のいい方をすれば、ウイルス X と肝癌に関連があるかを検定する手法を 2×2 分割表の検定あるいはカイ 2 乗検定（χ^2 検定）という。

表 4-5　ウイルス X と肝癌の関係

	ウイルスX	肝癌							
1	はい	いいえ	17	はい	はい	34	はい	いいえ
2	はい	いいえ	18	いいえ	はい	35	はい	はい
3	いいえ	いいえ	19	いいえ	いいえ	36	はい	はい
4	はい	はい	20	はい	いいえ	37	いいえ	いいえ
5	いいえ	いいえ	21	いいえ	はい	38	はい	はい
6	いいえ	いいえ	22	はい	いいえ	39	いいえ	はい
7	いいえ	いいえ	23	いいえ	いいえ	40	いいえ	いいえ
8	いいえ	はい	24	はい	いいえ	41	はい	はい
9	いいえ	いいえ	25	はい	いいえ	42	いいえ	いいえ
10	はい	いいえ	26	はい	いいえ	43	はい	はい
11	はい	はい	27	はい	いいえ	44	はい	いいえ
12	いいえ	いいえ	28	いいえ	いいえ	45	はい	いいえ
13	はい	はい	29	いいえ	はい	46	いいえ	はい
14	いいえ	いいえ	30	いいえ	いいえ	47	はい	はい
15	はい	いいえ	31	はい	いいえ	48	いいえ	いいえ
16	はい	いいえ	32	いいえ	はい	49	いいえ	いいえ
			33	はい	いいえ	50	はい	はい

表 4-6　2×2 分割表

		肝 癌		
		はい	いいえ	計
ウイルスX	はい	16 (a)	11 (b)	27 (a+b)
	いいえ	16 (c)	7 (d)	23 (c+d)
	計	32 (a+c)	18 (b+d)	50 (a+b+c+d)

χ^2分布を用いた2×2分割表のカテゴリー間の関連を検定するためのχ^2検定の確率モデル、帰無仮説、有意水準は以下のとおりである。

確率モデル：$\chi^2_0 = \dfrac{(a \times d - b \times c)^2 \times (a+b+c+d)}{(a+b) \times (c+d) \times (a+c) \times (b+d)}$　が

自由度1のχ^2分布に従う。

帰無仮説：両カテゴリーの間に関連はない（割合に違いはない）。

有意水準：5％または1％

それでは、**表4-6**のデータからウイルスXと肝癌の関連性の有無について検定してみよう（ここに示したデータは仮想のものであり、本書を読んでウイルスXと肝癌が無関係であると信じないでもらいたい）。

---

❶問題を明らかにする。
　ウイルスXの感染者と非感染者で肝癌である割合に違いはあるか（ウイルスXの感染と肝癌に関連性があるか）を知りたい。
❷検定に用いる手法（または確率モデル）を決め、有意水準、帰無仮説を決める。

・確率モデル：$\chi^2_0 = \dfrac{(a \times d - b \times c)^2 \times (a+b+c+d)}{(a+b) \times (c+d) \times (a+c) \times (b+d)}$　が

自由度1のχ^2分布に従う。
・帰無仮説：ウイルスXの感染と肝癌に関連はない（ウイルスXの感染者と非感染者で肝癌である割合に違いはない）。
・有意水準：5％または1％
❸標本から、確率モデルに従って統計量を計算する。

$\chi^2_0 = \dfrac{(11 \times 16 - 16 \times 7)^2 \times (11+16+7+16)}{(11+16) \times (7+16) \times (11+7) \times (16+16)} = 0.573$

❹有意水準に相当する確率変数の値を確率分布表から読み取る。
　有意水準5％で自由度1のときのχ^2_αはχ^2分布表から3.841
　　（片側5％）
　有意水準1％で自由度1のときのχ^2_αはχ^2分布表から6.635
　　（片側1％）
❺標本から計算した統計量と、有意水準の確率変数の値を比較し、
　｜標本から計算した統計量｜≧有意水準の確率変数の値
　　のとき、帰無仮説を棄却
　｜標本から計算した統計量｜＜有意水準の確率変数の値
　　のとき、帰無仮説を採択
　　　　　有意水準5％のときは｜χ^2_0｜＜χ^2_α
　　　　　有意水準1％のときは｜χ^2_0｜＜χ^2_α
　よって、有意水準5％で帰無仮説を採択

❻結論を述べる。
・有意水準 5％で、ウイルス X の感染と肝癌に関連があるとはいえ
なかった（ウイルス X の感染者と非感染者で肝癌である割合に違
いがあるとはいえなかった）。

χ^2 検定においては、それぞれのセル（区画）の期待度数が
すべて 5 以上でないと正しい検定ができないことが知られてい
る。その条件が満たせない場合には、χ^2 検定ではなく、イェー
ツの補正による検定やフィッシャーの直接確率法を用いるべき
である。また、たとえば 2 × 2 分割表の場合、標本の大きさ
（a + b + c + d）が 20 未満のときは、いずれの方法を用いても
検定結果が正しい結論を導いてくれる可能性が少ないことから、
いずれの方法でも検定を行うべきではない。

●それぞれのセルの期待度数がすべて 5 以上　→　χ^2 検定

●どれかのセルの期待度数が 5 未満　→　イェーツの補正

●期待度数に関係なく用いることができる

→　フィッシャーの直接確率法

7　有意水準の意義と表現方法

①有意水準の意味するところ

　ここまでは、帰無仮説を棄却できる基準、すなわち有意水準
として 5％あるいは 1％を「そういうものである」という以上
の説明なしに使用してきた。確かに、有意水準 5％の結論であ
ればその結論が間違っている確率は 5％以下であり、有意水準
1％の結論であればその結論が間違っている確率は 1％以下で
ある。では、計算の結果 P = 0.051 であったときはどうであろ
うか。
　これまで示してきた基準では、P = 0.051 のときは帰無仮説を
棄却できない。つまり、t 分布を用いた平均値の差の検定の場合、
「平均値に差があるとはいえなかった」という結論を出すことに
なる。

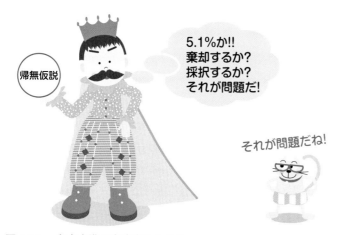

図4-12　有意水準の意味するところ

フィッシャーの直接確率法は万能

　フィッシャーの直接確率法は、その計算方法が大変複雑であることから少し前までは敬遠され、計算が簡単な χ^2 検定が好んで用いられていた。しかし、χ^2 検定は近似法であることから、各セルのデータ数に制限がある。

　コンピュータによる統計処理が発達した今日では、フィッシャーの直接確率法を用いることが推奨されるようになった。複雑な計算はコンピュータが処理してくれ、χ^2 検定のような制限がないことがその理由である。フィッシャーの直接確率法を用いた検定の手順は、前項のコンピュータを用いた検定方法に従う。

　この結論は、正しいのだろうか？　確かに数字のうえでは5％を超える確率で帰無仮説が起こるから、帰無仮説を棄却することはできないが、このときの結論の正しさの確率の違いはたかだか0.1％である。この0.1％にそれほど大きな違いがあるのだろうか？　答えはNOである。それでは、有意水準5％には意味はないのか？　それもNOである。

　検定は、あくまで確率論的に標本から母集団の特性を推測し、母集団の性質を結論づける統計手法であり、そのとき結論を述べる基準が必要であるから「わりと皆が使っている」基準として5％なり1％が通常用いられている。したがって「わりと皆が使っている」という意味においては、有意水準5％にはおおいに意味があり、また、それが「わりと皆が使っているものと大差ない」という意味で P = 0.051 で有意差があったという表現も間違ってはいないはずである。

　有意水準として用いられる5％という確率はかくも曖昧なものであり、5％という数字に惑わされることなく検定を行いたいものである。とはいえ、統計学は「一般に通じる共通の概念である」という点も無視するわけにはいかないので、一般的に、$0.05 < P < 0.1$ の場合には「差がある傾向があった」という控えめな表現にとどめておくことが多い。

②有意水準の表現方法

　研究論文などで、図4-13のような図をよくみかける。棒グラフの棒の高さは平均値を示し、棒のうえについているヒゲ（竹とんぼの形）の長さが標準偏差を示している。

図4-13-A は、注射の前後で平均値が異なるかどうかについて、t 分布を用いた対応のある２群の平均値の差の検定を行い、その結果、有意水準５％で注射の前後で平均値に差があったことを示している。図中の「p<0.05」は帰無仮説が起こる確率が５％以下であったことを表しているのである。t 分布を用いた対応のある２群の平均値の差の検定を行ったことは、図中の「paired t-test」という言葉から読み取れる。図中にどの検定を行ったかが記載されていない場合は、論文の「方法」のところで説明されていることが多い。

図4-13-B は、手術前、１週間後、２週間後の平均値を比較した図で、基本的には図4-13-A と同様の意味である。「*」は「p<0.05」を、「**」は「p<0.01」を、「n.s.（not significant）」は「５％で有意な差が認められなかった」ことを示している。「*」と「**」が「p<0.05」と「p<0.01」と同じ意味であることは一般的に認められているが、図の欄外（主に図の下）や図の説明のなかに「* p<0.05, ** p<0.01」などと示されていることもある。また、「n.s.」は書かないこともあり、「p<0.05」や「*」が記載されていなければ「５％で有意な差が認められなかった」という意味になる。

下図のようなグラフ以外に、表でも同じ表現をみかける。表においても、「*」、「p<0.05」、「**」、「p<0.01」、「n.s.」は同じ意味で用いられる。

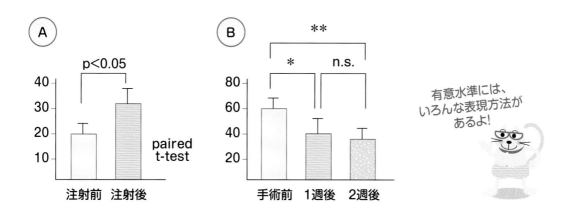

図4-13　研究論文などにおける有意水準の表現方法

練習問題

exercises

Q1 検定（仮説検定）は、確率モデルに基づいて立てた（a）が起こる確率が（b）いことから、（a）が起こらないと結論する手法である。このとき用いた確率を（c）とよぶ。一般に（c）として用いられる確率は（d）と（e）である。

Q2 検定の手順を 6 段階に分けて列記しなさい。

Q3 2 群の平均値の差の検定を行った結果、標本から計算された統計量が図 4 − 5 の「A」から「F」になったとき、それぞれの場合の検定の結論を示しなさい。

Q4 下記の標本が得られたとき、その母集団の平均値は 100 と同じか？　t 分布を用いた 1 群の平均値の検定を行い結論しなさい。

　標本のデータ：86、　93、　110、　96、　85

Q5 次の 2 群のデータについて、t 分布を用いた対応のない 2 群の平均値の差の検定を行い、母集団の平均値に違いがあるか否かについて結論しなさい。

　　A 群：標本の大きさは 13、平均値は 26.2、標準偏差は 3.5
　　B 群：標本の大きさは 15、平均値は 22.9、標準偏差は 2.8

Q6 対応のない 2 群の平均値の差の検定を行うとき必要な前提を 3 つあげなさい。また、それらの前提が満たされないとき用いるべき検定の手法をあげなさい。

Q7 「対応のあるデータ」と「対応のないデータ」の例を、それぞれ 2 つあげなさい。

Q8 ある注射の効果を調べるために、10 人の患者さんの注射の前後の血糖値を測定したところ、下記のデータが得られた。このデータから、この注射に血糖値を変化させる効果があるか否かについて結論しなさい。

患者番号	注射前 血糖値 (mg/dL)	注射後 血糖値 (mg/dL)
1	210	152
2	184	164
3	262	242
4	160	108
5	192	132
6	140	110
7	206	220
8	268	248
9	210	146
10	156	166

Q9 下記の検定手法に対応するノンパラメトリックな検定手法を示しなさい。
・対応のない t 分布を用いた平均値の差の検定
・対応のある t 分布を用いた平均値の差の検定
・相関係数

Q10 調査の結果、下記の分割表を得た。この標本から、A 薬の服用と肝硬変の発生との関係を結論しなさい。

		肝硬変	
		はい	いいえ
A薬服用	はい	39	11
	いいえ	23	27

Q11 ある研究論文に下記の表が示されていた。この表から、A 病と B 病とでどの検査値に違いがあるといえるか。

	A病		B病		P
	mean	S.D.	mean	S.D.	(t-test)
血圧	125.5	18.3	115.2	17.1	0.21845
GPT	16.5	14.8	37.9	26.6	0.03925
GOT	20.9	18.9	62.4	22.3	0.00028
CK	105.2	26.5	130.6	29.4	0.05748

参考図書

情報処理編

1）坂村健：痛快！コンピュータ学、集英社インターナショナル、1999

2）小野厚夫、川口正昭：情報科学概論、補訂版、培風館、1992

3）柴田良一、中村雅章：情報処理とコンピュータ、学術図書出版社、1997

4）菅野剛史、松田信義編：臨床検査技術学 15・情報科学概論、第 3 版、医学書院、2002

5）松戸隆之：最新臨床検査学講座・情報科学、医歯薬出版、2015

6）相場浩和他：情報技術と情報社会、学術図書出版、2000

7）小松原実：コンピュータと情報の科学、第 3 版、ムイスリ出版、2005

8）林昌樹編：ライフサイエンスの情報科学　理論編、第 3 版、愛智出版、2000

9）斎藤正男：医用工学の基礎、昭晃堂、1990

10）村井純、楠本博之訳：TCP/IP によるネットワーク構築 Vol. I、第 4 版、共立出版、2002

11）竹下隆史、村山公保、荒井透、苅田幸雄：マスタリング TCP/IP 入門編、第 5 版、オーム社、2012

12）井上通敏：インテリジェントホスピタル、メディカルレビュー社、1994

13）里村洋一、石川澄：電子カルテが医療を変える、改訂版、日経 BP 社、2003

14）電子カルテ研究会編：新版電子カルテってどんなもの？、第 2 版、中山書店、2002

15）インセプト：IT 用語辞典「e-Words」、http://e-words.jp/

16）厚生労働省：保健医療分野の情報化にむけてのグランドデザイン、http://www.mhlw.go.jp/shingi/0112/dl/s1226-1.pdf

統計処理編

（入門書的な参考書）

1）高木廣文：ナースのための統計学、第 2 版、医学書院、2009

2）杉田暉道、津田忠美：統計学入門、第 7 版、医学書院、2001

3）杉田暉道：続・統計学入門、医学書院、1984

4）福富和夫、永井正規、中村好一、柳川洋：ヘルスサイエンスのための基本統計学、第 3 版、南山堂、2002

5）O.J. ダン、田中真理子、日野寛三：医歯系・生物系の統計学入門、大竹出版、1989

6）高木良晴：系統看護学講座　基礎分野、統計学、第 7 版、医学書院、2016

7）鷲尾泰俊：日常の中の統計学、岩波書店、2015

8）浅井晃、村上正康訳：初等統計学、培風館、1981

9）久道茂：医学判断学入門、南江堂、1990

10）有馬哲、石村貞夫：多変量解析のはなし、東京図書、1987

（比較的専門書的な参考書）

11）岸根卓郎：理論・応用統計学、養賢堂、1986

12）竹内啓：数理統計学、東洋経済、1987

13）高橋行雄、大橋靖雄、芳賀敏郎：SAS による実験データの解析、東京大学出版会、1989

14）森田茂穂：医学統計データを読む、第 3 版、メディカル・サイエンス・インターナショナル、2006

15）吉村功編：毒性・薬効データの統計解析、サイエンティスト社、1998

16）柳井晴夫、高根芳雄：多変量解析法、朝倉書店、1985

17）柳川堯：離散多変量データの解析、共立出版、1986

18）前谷俊三：臨床生存分析、南江堂、1996

付　録

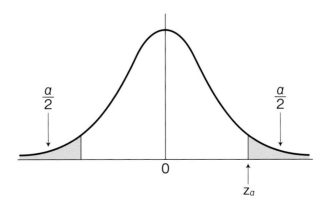

文字コード①　ASCII コード、JIS カナコード

　コンピュータで用いられる文字は、アルファベット、数字、記号の場合、ASCII（アスキー）コードとよばれる 7 bit コードに基づいて表現される。この ASCII コードに基づいて、8 bit に拡張してカタカナも表現できるようにしたのが、JIS カナコードである。

　しかし、8 bit コードでは 256 文字しか表現できないので、16bit コードにして漢字を表現できるようにしたのが、JIS 漢字コードである。

		ASCII コード								JIS カナコード							
		上位 4 ビット															
		0000	0001	0010	0011	0100	0101	0110	0111	1000	1001	1010	1011	1100	1101	1110	1111
下位4ビット	0000	NUL	DLE	space	0	@	P	`	p	◇	◇	◇		タ	ミ	◇	◇
	0001	SOH	DC1	!	1	A	Q	a	q	◇	◇	。	ア	チ	ム	◇	◇
	0010	STX	DC2	"	2	B	R	b	r	◇	◇	「	イ	ツ	メ	◇	◇
	0011	ETX	DC3	#	3	C	S	c	s	◇	◇	」	ウ	テ	モ	◇	◇
	0100	EOT	DC4	$	4	D	T	d	t	◇	◇	、	エ	ト	ヤ	◇	◇
	0101	ENQ	NAK	%	5	E	U	e	u	◇	◇	・	オ	ナ	ユ	◇	◇
	0110	ACK	SYN	&	6	F	V	f	v	◇	◇	ヲ	カ	ニ	ヨ	◇	◇
	0111	BEL	ETB	'	7	G	W	g	w	◇	◇	ァ	キ	ヌ	ラ	◇	◇
	1000	BS	CAN	(	8	H	X	h	x	◇	◇	ィ	ク	ネ	リ	◇	◇
	1001	HT	EM	)	9	I	Y	i	y	◇	◇	ゥ	ケ	ノ	ル	◇	◇
	1010	LF	SUB	*	:	J	Z	j	z	◇	◇	ェ	コ	ハ	レ	◇	◇
	1011	VT	ESC	+	;	K	[	k	{	◇	◇	ォ	サ	ヒ	ロ	◇	◇
	1100	FF	FS	,	<	L	\	l			◇	◇	ャ	シ	フ	ワ	◇	◇
	1101	CR	GS	-	=	M	]	m	}	◇	◇	ュ	ス	ヘ	ン	◇	◇
	1110	SO	RS	.	>	N	^	n	~	◇	◇	ョ	セ	ホ	゛	◇	◇
	1111	SI	US	/	?	O	_	o	del	◇	◇	ッ	ソ	マ	゜	◇	◇

＊表中の赤い文字は制御コード。◇は未定義の部分。

　JIS コードもアルファベット、数字、記号のコードは、ASCII コードとほぼ同じだが、01011100 がバックスラッシュ（\）ではなく、¥になっている。

文字コード②　JIS 漢字コード（一部）

第2バイト

第1バイト	21	22	23	24	25	26	27	28	29	2A	2B	2C	2D	2E	2F	30	31	32	33	34	35	36	37	38	39	3A	3B	3C	3D	3E	3F
21		、	。	，	．	・	：	；	？	！	゛	゜	´	｀	¨	＾	￣	＿	ヽ	ヾ	ゝ	ゞ	〃	仝	々	〆	〇	ー	―	‐	／
22	◆	□	■	△	▲	▽	▼	※	〒	→	←	↑	↓	〓												∈	∋	⊆	⊇	⊂	⊃
23																０	１	２	３	４	５	６	７	８	９						
24	ぁ	あ	ぃ	い	ぅ	う	ぇ	え	ぉ	お	か	が	き	ぎ	く	ぐ	け	げ	こ	ご	さ	ざ	し	じ	す	ず	せ	ぜ	そ	ぞ	た
25	ァ	ア	ィ	イ	ゥ	ウ	ェ	エ	ォ	オ	カ	ガ	キ	ギ	ク	グ	ケ	ゲ	コ	ゴ	サ	ザ	シ	ジ	ス	ズ	セ	ゼ	ソ	ゾ	タ
26	Α	Β	Γ	Δ	Ε	Ζ	Η	Θ	Ι	Κ	Λ	Μ	Ν	Ξ	Ο	Π	Ρ	Σ	Τ	Υ	Φ	Χ	Ψ	Ω							
27	А	Б	В	Г	Д	Е	Ё	Ж	З	И	Й	К	Л	М	Н	О	П	Р	С	Т	У	Ф	Х	Ц	Ч	Ш	Щ	Ъ	Ы	Ь	Э
28	─	│	┌	┐	┘	└	├	┬	┤	┴	┼	━	┃	┏	┓	┛	┗	┣	┳	┫	┻	╋	┠	┯	┨	┷	┿	┝	┰	┥	┸
30	亜	唖	娃	阿	哀	愛	挨	姶	逢	葵	茜	穐	悪	握	渥	旭	葦	芦	鯵	梓	圧	斡	扱	宛	姐	虻	飴	絢	綾	鮎	或
31	院	陰	隠	韻	吋	右	宇	烏	羽	迂	雨	卯	鵜	窺	丑	碓	臼	渦	嘘	唄	欝	蔚	鰻	姥	厩	浦	瓜	閏	噂	云	運
32	押	旺	横	欧	殴	王	翁	襖	鴬	鴎	黄	岡	沖	荻	億	屋	憶	臆	桶	牡	乙	俺	卸	恩	温	穏	音	下	化	仮	何
33	魁	晦	械	海	灰	界	皆	絵	芥	蟹	開	階	貝	凱	劾	外	咳	害	崖	慨	概	涯	碍	蓋	街	該	鎧	骸	浬	馨	蛙
34	粥	刈	苅	瓦	乾	侃	冠	寒	刊	勘	勧	巻	喚	堪	姦	完	官	寛	干	幹	患	感	慣	憾	換	敢	柑	桓	棺	款	歓
35	機	帰	毅	気	汽	畿	祈	季	稀	紀	徽	規	記	貴	起	軌	輝	飢	騎	鬼	亀	偽	儀	妓	宜	戯	技	擬	欺	犠	疑
36	供	侠	僑	兇	競	共	凶	協	匡	卿	叫	喬	境	峡	強	彊	怯	恐	恭	挟	教	橋	況	狂	狭	矯	胸	脅	興	蕎	郷
37	掘	窟	沓	靴	轡	窪	熊	隈	粂	栗	繰	桑	鍬	勲	君	薫	訓	群	軍	郡	卦	袈	祁	係	傾	刑	兄	啓	圭	珪	型
38	検	権	牽	犬	献	研	硯	絹	県	肩	見	謙	賢	軒	遣	鍵	険	顕	験	鹸	元	原	厳	幻	弦	減	源	玄	現	絃	舷
39	后	喉	坑	垢	好	孔	孝	宏	工	巧	巷	幸	広	庚	康	弘	恒	慌	抗	拘	控	攻	昂	晃	更	杭	校	梗	構	江	洪
3A	此	頃	今	困	坤	墾	婚	恨	懇	昏	昆	根	梢	混	痕	紺	艮	魂	些	佐	叉	唆	嵯	左	差	査	沙	瑳	砂	詐	鎖
3B	察	拶	撮	擦	札	殺	薩	雑	皐	鯖	捌	錆	鮫	皿	晒	三	傘	参	山	惨	撒	散	桟	燦	珊	産	算	纂	蚕	讃	賛
3C	次	滋	治	爾	璽	痔	磁	示	而	耳	自	蒔	辞	汐	鹿	式	識	鴫	竺	軸	宍	雫	七	叱	執	失	嫉	室	悉	湿	漆
3D	宗	就	州	修	愁	拾	洲	秀	秋	終	繍	習	臭	舟	蒐	衆	襲	讐	蹴	輯	週	酋	酬	集	醜	什	住	充	十	従	戎
3E	勝	匠	升	召	哨	商	唱	嘗	奨	妾	娼	宵	将	小	少	尚	庄	床	廠	彰	承	抄	招	掌	捷	昇	昌	昭	晶	松	梢
3F	拭	植	殖	燭	織	職	色	触	食	蝕	辱	尻	伸	信	侵	唇	娠	寝	審	心	慎	振	新	晋	森	榛	浸	深	申	疹	真
40	澄	摺	寸	世	瀬	畝	是	凄	制	勢	姓	征	性	成	政	整	星	晴	棲	栖	正	清	牲	生	盛	精	聖	声	製	西	誠
41	繊	羨	腺	舛	船	薦	詮	賎	践	選	遷	銭	銑	閃	鮮	前	善	漸	然	全	禅	繕	膳	糎	噌	塑	岨	措	曾	曽	楚
42	臓	蔵	贈	造	促	側	則	即	息	捉	束	測	足	速	俗	属	賊	族	続	卒	袖	其	揃	存	孫	尊	損	村	遜	他	多
43	叩	但	達	辰	奪	脱	巽	竪	辿	棚	谷	狸	鱈	樽	誰	丹	単	嘆	坦	担	探	旦	歎	淡	湛	炭	短	端	箪	綻	耽
44	帖	帳	庁	弔	張	彫	徴	懲	挑	暢	朝	潮	牒	町	眺	聴	脹	腸	蝶	調	諜	超	跳	銚	長	頂	鳥	勅	捗	直	朕
45	邸	鄭	釘	鼎	泥	摘	擢	敵	滴	的	笛	適	鏑	溺	哲	徹	撤	轍	迭	鉄	典	填	天	展	店	添	纏	甜	貼	転	顛
46	董	蕩	藤	討	謄	豆	踏	逃	透	鐙	陶	頭	騰	闘	働	動	同	堂	導	憧	撞	洞	瞳	童	胴	萄	道	銅	峠	鴇	匿
47	如	尿	韮	任	妊	忍	認	濡	禰	祢	寧	葱	猫	熱	年	念	捻	撚	燃	粘	乃	廼	之	埜	嚢	悩	濃	納	能	脳	膿
48	函	箱	硲	箸	肇	筈	櫨	幡	肌	畑	畠	八	鉢	溌	発	醗	髪	伐	罰	抜	筏	閥	鳩	噺	塙	蛤	隼	伴	判	半	反
49	鼻	柊	稗	匹	疋	髭	彦	膝	菱	肘	弼	必	畢	筆	逼	桧	姫	媛	紐	百	謬	俵	彪	標	氷	漂	瓢	票	表	評	豹
4A	福	腹	複	覆	淵	弗	払	沸	仏	物	鮒	分	吻	噴	墳	憤	扮	焚	奮	粉	糞	紛	雰	文	聞	丙	併	兵	塀	幣	平
4B	法	泡	烹	砲	縫	胞	芳	萌	蓬	蜂	褒	訪	豊	邦	鋒	飽	鳳	鵬	乏	亡	傍	剖	坊	妨	帽	忘	忙	房	暴	望	某
4C	漫	蔓	味	未	魅	巳	箕	岬	密	蜜	湊	蓑	稔	脈	妙	粍	民	眠	務	夢	無	牟	矛	霧	鵡	椋	婿	娘	冥	名	命
4D	諭	輸	唯	佑	優	勇	友	宥	幽	悠	憂	揖	有	柚	湧	涌	猶	猷	由	祐	裕	誘	遊	邑	郵	雄	融	夕	予	余	与
4E	璃	痢	裏	裡	里	離	陸	律	率	立	葎	掠	略	劉	流	溜	琉	留	硫	粒	隆	竜	龍	侶	慮	旅	虜	了	亮	僚	両
4F	蓮	連	錬	呂	魯	櫓	炉	賂	路	露	労	婁	廊	弄	朗	楼	榔	浪	漏	牢	狼	篭	老	聾	蝋	郎	六	麓	禄	肋	録
50	弌	丐	丕	个	丱	丶	丿	乂	乖	乘	亂	亅	豫	亊	舒	弍	于	亞	亟	亠	亢	亰	亳	亶	从	仍	仄	仆	仂	仗	仞
51	仭	仟	价	伉	佚	估	佛	佝	佗	佇	佶	侈	侏	侘	佻	佩	佰	侑	佯	來	侖	儘	俔	俟	俎	俘	俛	俑	俚	俐	俤
52	俥	倚	倨	倔	倪	倥	倡	倩	倬	俾	俯	們	倆	偃	假	會	偕	偐	偈	做	偖	偬	偸	傀	傚	傅	傴	傲	僉	僊	傳

※コードは16進数で表示してある

乱数表①

	1	2	3	4	5	6	7	8	9	10
1	89 39	30 01	87 91	54 15	27 43	48 30	20 69	32 59	54 16	84 27
2	84 64	47 61	26 81	93 00	68 98	03 87	27 88	30 07	04 35	88 01
3	42 70	59 09	92 16	48 39	34 97	45 55	15 39	37 51	31 65	78 79
4	92 51	33 80	66 71	74 64	91 46	50 16	17 90	58 73	48 92	75 67
5	23 29	70 04	72 46	64 73	93 79	82 89	15 20	41 36	16 17	96 99
6	85 15	40 96	65 82	34 45	10 35	21 98	50 45	00 53	29 86	33 42
7	92 30	04 64	83 30	35 86	85 24	44 40	47 85	81 81	64 13	53 49
8	95 83	40 78	38 78	66 10	06 15	83 11	97 48	19 41	03 77	52 55
9	71 85	69 85	99 42	25 66	15 07	04 70	61 00	92 50	03 76	13 64
10	62 59	69 63	94 30	01 81	61 97	19 88	72 33	38 85	99 02	78 10
11	42 80	70 94	04 72	02 90	74 86	53 99	68 79	61 54	45 05	11 74
12	25 63	65 25	95 04	02 55	75 41	86 32	60 54	20 62	68 12	36 78
13	74 28	07 17	59 84	96 31	27 78	20 62	37 34	09 43	83 03	07 94
14	94 72	40 18	10 80	74 38	53 82	35 69	83 78	52 60	49 72	82 71
15	31 00	43 07	89 20	54 83	56 20	20 91	79 18	94 40	64 82	12 13
16	84 02	27 90	73 63	68 98	14 25	04 65	38 37	68 66	40 31	90 56
17	42 31	16 44	49 91	92 00	77 12	54 61	95 08	43 83	36 94	87 55
18	00 42	20 67	42 69	93 44	72 86	46 22	62 78	06 62	91 01	05 85
19	62 18	95 28	61 71	77 25	25 58	63 37	68 10	31 25	49 07	13 56
20	95 76	98 89	69 98	56 37	59 65	17 03	13 30	69 62	22 54	24 69
21	17 09	16 86	82 38	47 20	92 90	45 94	45 85	19 28	98 31	51 24
22	56 60	06 89	88 28	41 04	57 97	97 73	16 36	42 48	47 48	15 67
23	15 61	72 09	71 01	06 30	20 47	91 82	21 68	62 85	95 81	70 82
24	74 56	83 12	10 26	72 18	07 97	28 79	81 65	46 63	37 46	11 04
25	92 63	92 53	18 66	89 64	21 56	87 91	74 16	19 85	50 19	28 59
26	91 86	24 51	70 84	27 32	00 23	54 07	47 68	63 92	21 35	14 46
27	72 60	65 38	17 13	74 62	95 22	27 11	80 99	87 89	65 93	45 53
28	96 96	33 80	51 53	26 51	19 32	97 74	50 79	16 64	16 25	07 02
29	70 80	10 84	91 41	93 98	72 08	44 59	53 49	93 46	05 97	37 26
30	08 54	54 51	45 38	25 71	70 00	48 36	31 99	83 00	72 24	23 71
31	69 27	16 91	16 23	18 92	85 70	23 21	14 02	41 98	49 81	23 64
32	41 13	08 90	42 19	88 23	75 40	49 72	58 21	62 24	47 71	87 61
33	04 87	15 22	22 27	67 21	46 59	99 03	57 03	27 15	18 56	15 28
34	17 82	68 91	94 80	01 22	59 92	47 22	78 05	38 57	34 05	28 27
35	07 40	38 47	35 85	37 16	81 16	07 40	16 29	25 79	95 75	47 56
36	14 30	70 96	15 93	07 84	75 28	87 40	42 68	65 07	15 10	34 84
37	61 71	56 65	75 08	36 64	14 11	72 51	95 23	14 02	88 79	86 70
38	76 75	37 31	57 75	84 48	87 04	33 91	26 68	52 46	33 52	13 96
39	66 51	46 67	94 65	23 65	77 72	47 68	94 00	83 46	33 67	19 84
40	25 83	07 48	02 82	05 58	72 06	68 60	52 69	60 98	67 35	40 64
41	41 16	85 07	42 53	13 43	58 13	93 77	19 65	95 77	04 29	21 31
42	33 33	56 56	84 28	03 34	25 75	30 13	74 28	02 46	89 30	01 30
43	86 00	42 43	69 80	79 51	69 89	75 02	46 54	34 66	46 80	47 12
44	06 58	52 30	89 96	20 14	56 12	79 47	61 18	06 10	68 44	73 62
45	08 10	04 69	64 77	64 64	06 92	18 56	07 84	16 59	00 20	57 58
46	91 52	61 11	83 18	01 69	39 50	53 50	58 15	51 56	65 93	45 82
47	39 36	98 39	98 98	17 16	10 93	59 55	28 06	09 39	67 26	86 64
48	10 81	04 70	92 65	95 95	86 12	57 98	41 58	29 63	26 92	66 17
49	49 93	19 40	28 52	17 29	29 52	32 95	50 49	99 75	07 98	35 58
50	83 95	20 18	46 40	11 75	71 88	89 80	78 46	08 59	72 53	96 45

乱数表②

	1		2		3		4		5		6		7		8		9		10	
51	55	52	44	49	93	22	38	16	39	14	26	00	03	31	58	26	29	89	02	65
52	54	68	60	98	66	39	52	26	71	93	24	90	23	11	54	29	99	06	94	28
53	48	75	92	06	94	10	88	74	97	35	30	21	05	23	69	38	35	67	82	31
54	26	87	15	35	56	01	55	05	95	53	54	77	52	02	19	99	87	58	87	84
55	80	70	23	47	30	67	35	99	86	20	83	87	16	14	98	81	48	01	17	74
56	37	80	05	26	10	45	64	04	39	79	12	24	24	62	58	26	32	28	36	35
57	90	52	01	68	36	62	70	88	42	87	16	60	88	34	11	03	59	51	83	79
58	71	28	58	38	08	68	83	32	75	92	31	38	00	23	12	00	52	52	26	47
59	63	69	54	55	40	40	53	32	26	65	02	24	20	61	39	56	93	41	67	39
60	49	09	69	99	52	14	03	74	07	25	73	21	05	22	81	31	79	42	43	89
61	24	22	60	57	74	70	16	69	08	50	46	43	74	44	19	51	32	94	59	52
62	45	98	56	81	94	89	08	26	36	04	49	69	71	83	33	04	50	35	46	54
63	66	46	73	74	32	83	67	21	06	04	83	10	96	13	55	60	49	42	83	96
64	44	74	22	86	75	64	06	34	48	01	76	59	76	83	70	97	40	45	39	39
65	46	86	42	89	26	88	76	00	83	55	79	89	69	16	91	27	20	17	46	62
66	34	26	24	96	89	69	04	46	38	80	19	12	78	06	10	04	36	67	92	16
67	00	13	84	43	78	53	31	27	86	77	15	75	01	70	96	71	24	57	42	16
68	66	05	88	00	39	21	05	94	95	05	79	36	76	54	30	73	89	72	74	99
69	15	44	34	70	35	94	37	99	24	62	01	52	88	45	90	11	06	33	38	19
70	30	60	86	20	00	47	63	57	58	31	05	57	54	12	85	09	04	30	28	06
71	13	35	39	79	33	94	33	90	88	85	02	17	54	11	98	43	24	22	90	33
72	10	80	85	37	20	07	46	73	96	41	04	95	75	00	82	55	88	45	49	69
73	71	71	31	73	88	67	75	94	73	80	62	93	94	29	95	16	54	30	95	96
74	58	61	00	23	57	16	72	79	84	54	63	35	13	00	22	05	96	95	99	95
75	94	87	13	04	49	68	07	62	26	07	40	04	79	66	58	54	29	92	25	97
76	30	90	47	80	47	50	09	13	51	88	06	85	52	92	62	36	79	62	31	89
77	39	16	99	65	63	43	96	47	14	00	22	95	69	39	49	88	20	46	77	25
78	14	83	30	63	48	43	15	96	38	20	26	04	70	54	76	50	94	45	07	50
79	00	77	54	67	70	60	46	32	02	85	34	86	95	91	75	13	10	98	78	01
80	23	53	08	93	02	44	91	16	57	85	34	96	71	53	31	05	29	99	21	36
81	89	88	66	29	71	66	62	39	55	75	42	47	00	96	71	55	70	11	57	43
82	44	28	77	77	48	60	79	04	41	87	38	09	08	89	33	19	25	67	58	88
83	19	80	57	30	28	11	08	78	16	94	24	72	37	05	54	96	58	53	23	01
84	63	89	31	99	28	07	62	86	28	75	13	00	34	08	82	46	21	25	91	67
85	66	52	86	80	18	23	59	01	27	26	37	92	85	54	22	36	17	35	61	41
86	31	53	11	16	14	71	91	48	10	13	50	12	05	41	93	57	88	37	27	32
87	35	09	38	95	19	62	34	75	75	59	21	32	55	67	01	05	61	24	63	58
88	79	32	29	46	19	93	97	80	36	47	70	36	85	57	85	21	27	99	30	15
89	53	99	68	51	07	85	72	66	45	97	10	56	70	62	18	84	77	79	88	99
90	21	41	18	98	28	78	55	01	88	09	98	60	48	08	81	54	14	18	74	20
91	94	59	25	02	98	70	53	99	68	36	08	21	77	61	93	49	98	05	31	77
92	60	97	77	49	85	06	52	43	29	70	95	84	23	52	72	44	08	19	28	07
93	83	64	62	28	28	66	59	31	19	85	17	63	32	66	46	92	81	03	64	94
94	35	41	80	72	74	03	38	19	85	63	92	76	86	07	10	96	80	16	00	73
95	13	74	95	08	26	45	58	10	35	98	19	75	39	90	76	17	81	92	86	17
96	19	41	71	97	14	75	41	05	64	90	76	60	86	33	54	39	09	34	53	06
97	40	83	39	59	13	10	13	41	83	00	45	81	72	88	88	61	50	69	14	32
98	43	13	59	33	64	85	09	61	87	51	32	78	28	15	62	88	15	42	16	81
99	74	69	33	27	49	56	35	11	32	03	61	01	97	02	59	85	16	81	88	26
100	02	02	81	91	50	29	31	25	45	46	53	74	25	55	59	35	13	48	18	41

乱数表③

	1	2	3	4	5	6	7	8	9	10
101	97 36	41 67	73 53	23 95	33 27	06 72	35 78	67 68	39 41	52 05
102	31 52	74 20	96 82	28 29	06 99	42 27	88 02	78 08	59 34	02 18
103	59 34	63 41	90 06	36 65	01 98	64 99	97 51	22 56	78 40	01 25
104	69 38	60 04	86 33	28 78	41 78	78 05	69 27	44 48	67 66	78 98
105	55 23	18 72	69 51	05 15	04 06	33 48	41 93	83 93	99 04	12 03
106	90 66	14 62	76 42	94 75	57 28	53 04	83 76	75 01	54 70	25 29
107	23 65	58 84	03 92	37 22	48 20	25 86	21 33	07 56	50 95	13 37
108	53 36	69 45	66 30	34 26	99 04	67 20	37 17	42 44	79 10	82 96
109	80 86	92 28	60 96	46 51	72 72	93 77	35 44	53 13	71 84	89 50
110	25 17	09 05	69 42	89 79	45 59	88 01	21 06	50 88	51 84	88 92
111	62 64	84 76	16 43	92 74	71 07	22 60	02 06	45 26	29 98	47 38
112	03 66	06 52	69 81	00 04	32 99	32 06	05 73	65 99	25 13	76 52
113	48 84	36 32	33 71	18 48	53 43	76 21	54 41	57 49	96 39	25 37
114	98 97	99 83	72 79	99 32	41 68	68 88	69 76	11 52	04 91	37 44
115	06 36	01 45	31 28	85 75	04 42	48 97	34 13	66 53	05 76	72 12
116	12 56	92 12	32 11	53 74	01 04	51 25	07 38	58 33	38 69	66 31
117	83 60	14 87	22 15	10 29	45 45	84 11	38 25	54 21	26 36	12 76
118	77 40	57 19	70 67	21 66	86 26	91 61	66 50	00 58	71 26	78 86
119	54 99	35 63	22 32	72 01	26 75	51 79	04 21	52 69	58 66	36 13
120	20 94	28 11	42 15	78 78	99 74	60 84	17 33	85 52	34 14	15 82
121	00 11	96 20	11 34	26 44	36 62	13 39	18 57	07 72	28 34	72 41
122	77 50	98 17	68 88	47 50	21 61	82 74	05 71	57 24	52 09	26 75
123	51 47	50 19	01 75	36 60	75 83	45 51	45 15	87 13	56 80	69 57
124	31 96	63 29	75 73	36 31	31 21	59 00	95 63	31 65	33 13	08 82
125	00 08	79 28	85 96	35 13	31 60	83 38	48 44	74 49	81 89	02 70
126	08 54	02 36	27 36	30 30	63 78	46 62	43 16	22 71	91 62	27 93
127	36 16	00 14	39 05	36 84	46 22	49 24	06 31	00 05	57 46	53 42
128	76 89	97 66	15 51	24 94	37 66	15 42	88 85	26 24	84 20	19 08
129	03 35	19 14	11 28	45 72	30 24	95 55	21 16	11 77	55 65	71 52
130	85 74	43 61	23 56	47 14	13 76	42 76	27 60	21 80	46 19	86 00
131	12 69	12 88	11 26	45 59	08 27	26 04	51 21	52 39	19 32	50 33
132	60 17	22 74	63 88	14 08	59 60	30 48	48 80	56 62	26 55	30 60
133	98 09	98 67	56 98	96 91	51 13	09 39	77 31	27 46	54 73	86 42
134	44 89	13 71	09 21	87 99	38 24	66 62	85 18	10 98	73 53	15 16
135	59 62	09 03	00 27	81 37	20 81	71 06	31 99	34 05	98 24	92 58
136	35 10	65 15	79 94	01 09	69 36	98 39	80 69	02 16	20 87	05 07
137	45 23	14 18	99 15	61 03	71 24	20 62	43 34	53 80	80 80	86 05
138	43 43	02 78	44 25	91 74	25 44	27 00	23 25	94 59	58 24	19 41
139	53 21	84 92	30 48	23 89	41 54	91 87	38 05	13 66	26 62	29 30
140	07 63	55 07	06 07	19 95	92 35	70 03	58 89	99 95	39 46	37 22
141	00 64	74 68	51 35	06 18	33 74	26 62	00 01	04 97	00 07	60 63
142	29 14	61 22	42 20	51 06	98 95	37 30	25 35	59 14	92 94	46 84
143	65 42	20 88	78 00	75 14	97 21	67 68	25 96	61 65	96 75	98 35
144	40 55	02 12	82 26	73 15	55 09	46 77	81 51	53 05	57 14	27 50
145	43 11	53 88	62 59	64 81	45 63	90 31	59 55	56 71	05 92	50 16
146	17 21	07 42	07 18	20 55	40 31	87 18	72 10	11 08	50 94	26 69
147	71 08	27 49	51 07	02 12	89 25	29 74	72 96	53 64	79 99	66 40
148	54 58	59 75	22 57	16 07	76 29	15 02	42 81	79 11	27 27	30 37
149	55 89	49 47	08 77	81 34	37 77	70 34	21 96	58 41	13 39	55 35
150	16 38	74 51	99 88	98 08	12 45	11 93	85 14	22 48	30 73	20 37

乱数表④

	1	2	3	4	5	6	7	8	9	10
151	85 63	30 64	32 22	90 40	18 39	35 22	65 97	65 50	85 72	11 85
152	95 12	05 33	22 28	63 80	92 88	08 82	63 80	79 63	62 14	27 86
153	56 82	32 19	59 40	21 41	14 90	18 41	03 84	46 63	96 74	25 16
154	22 88	11 46	31 26	70 84	44 53	57 15	45 72	02 65	88 78	30 08
155	82 22	64 61	21 75	04 94	34 91	31 97	42 54	11 56	97 20	88 42
156	22 68	41 35	24 56	29 07	11 02	28 92	37 16	15 83	97 66	08 06
157	75 39	73 72	97 48	34 46	15 68	41 81	16 58	71 84	61 24	39 55
158	07 73	89 00	17 20	72 75	93 12	83 45	69 20	86 68	65 83	82 93
159	81 50	97 62	02 69	14 33	66 84	54 58	95 23	73 09	39 86	67 66
160	29 30	58 73	84 12	67 42	34 49	54 05	03 05	72 62	54 83	87 45
161	92 74	47 64	42 35	37 62	18 20	08 32	07 03	70 64	75 23	76 69
162	03 91	09 45	32 73	41 60	02 79	64 24	91 07	32 75	83 14	86 60
163	43 00	95 62	59 28	85 79	58 65	71 55	35 28	10 42	18 11	83 62
164	22 10	78 97	83 67	91 15	89 42	39 35	17 40	82 69	92 24	97 16
165	86 30	73 69	81 71	83 63	07 34	54 35	83 99	24 15	39 69	18 14
166	37 05	18 98	19 27	65 79	99 85	90 81	07 10	40 77	65 80	21 55
167	50 18	42 76	77 78	70 72	85 14	15 46	41 87	43 91	12 51	09 35
168	21 68	60 81	25 01	48 57	16 57	75 64	53 43	23 12	23 15	10 38
169	67 77	44 68	30 68	35 58	13 69	71 64	91 75	71 92	14 29	35 89
170	09 76	81 53	54 63	75 03	55 12	46 87	07 76	38 33	26 45	77 71
171	75 82	07 37	40 47	56 50	82 65	87 55	12 78	24 19	95 17	34 91
172	69 39	75 03	57 98	74 85	29 28	53 78	90 53	94 47	96 93	51 20
173	35 74	75 26	48 96	70 13	72 27	82 19	88 13	96 67	59 34	14 20
174	05 01	54 85	59 31	64 22	70 04	89 12	75 50	24 17	73 60	51 86
175	95 38	83 81	03 72	77 40	15 10	74 39	51 32	60 37	74 99	40 66
176	30 81	90 55	19 24	74 04	73 68	49 81	83 27	90 49	13 19	03 14
177	49 24	78 71	22 55	36 90	48 19	68 46	65 95	71 97	17 96	95 71
178	11 53	50 63	66 71	10 18	29 55	71 78	04 91	02 11	80 13	70 63
179	59 14	31 90	22 56	61 18	08 50	08 49	69 39	55 87	41 07	94 33
180	58 10	84 28	75 33	91 70	58 90	17 43	82 86	80 81	87 49	76 00
181	00 82	39 96	79 51	69 94	53 30	20 95	44 43	32 09	78 06	01 86
182	41 14	95 15	99 81	92 51	32 61	55 98	08 94	78 91	36 53	93 71
183	66 52	50 86	25 37	26 03	03 84	24 89	47 89	92 41	81 78	53 80
184	03 16	22 83	67 40	20 52	28 34	15 50	43 49	68 20	80 19	13 56
185	60 42	37 63	83 59	41 00	62 38	99 51	10 40	88 37	59 16	25 21
186	19 46	10 23	95 35	79 23	80 15	59 57	77 56	82 01	56 62	81 13
187	75 19	88 03	59 73	32 24	10 75	85 17	08 76	73 06	71 52	36 24
188	35 63	65 84	85 54	09 62	01 26	79 49	26 17	51 11	08 75	20 02
189	10 17	87 23	65 56	22 30	41 29	42 24	75 87	23 98	20 18	92 68
190	10 73	70 67	48 43	28 18	01 84	79 57	72 30	11 96	02 82	86 81
191	11 19	20 80	71 42	89 20	13 74	18 94	64 05	86 59	29 65	86 41
192	82 95	18 05	87 21	25 98	79 65	42 21	57 67	33 57	85 56	17 48
193	00 08	83 92	38 52	33 40	44 49	72 62	57 49	79 44	44 44	62 58
194	73 21	16 42	51 94	36 66	43 71	89 32	35 77	19 48	60 38	14 72
195	52 63	90 36	11 40	60 83	83 09	90 77	72 66	40 01	50 17	80 82
196	90 02	26 33	55 22	33 90	30 05	38 02	09 39	61 91	13 18	91 53
197	38 58	78 46	99 89	00 90	83 00	87 85	99 51	99 88	77 18	82 79
198	99 10	26 15	22 02	27 30	29 26	43 88	29 62	80 34	27 90	23 18
199	93 91	64 71	42 92	86 47	18 70	72 77	18 63	22 59	80 69	74 29
200	65 91	12 76	50 87	99 90	22 77	66 04	38 61	66 24	69 05	60 47

正規分布表① (片側)

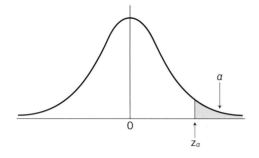

Z_a	0.00	0.01	0.02	0.03	0.04	0.05	0.06	0.07	0.08	0.09
0.0	0.5000	0.4960	0.4920	0.4880	0.4840	0.4801	0.4761	0.4721	0.4681	0.4641
0.1	0.4602	0.4562	0.4522	0.4483	0.4443	0.4404	0.4364	0.4325	0.4286	0.4247
0.2	0.4207	0.4168	0.4129	0.4090	0.4052	0.4013	0.3974	0.3936	0.3897	0.3859
0.3	0.3821	0.3783	0.3745	0.3707	0.3669	0.3632	0.3594	0.3557	0.3520	0.3483
0.4	0.3446	0.3409	0.3372	0.3336	0.3300	0.3264	0.3228	0.3192	0.3156	0.3121
0.5	0.3085	0.3050	0.3015	0.2981	0.2946	0.2912	0.2877	0.2843	0.2810	0.2776
0.6	0.2743	0.2709	0.2676	0.2643	0.2611	0.2578	0.2546	0.2514	0.2483	0.2451
0.7	0.2420	0.2389	0.2358	0.2327	0.2296	0.2266	0.2236	0.2206	0.2177	0.2148
0.8	0.2119	0.2090	0.2061	0.2033	0.2005	0.1977	0.1949	0.1922	0.1894	0.1867
0.9	0.1841	0.1814	0.1788	0.1762	0.1736	0.1711	0.1685	0.1660	0.1635	0.1611
1.0	0.1587	0.1562	0.1539	0.1515	0.1492	0.1469	0.1446	0.1423	0.1401	0.1379
1.1	0.1357	0.1335	0.1314	0.1292	0.1271	0.1251	0.1230	0.1210	0.1190	0.1170
1.2	0.1151	0.1131	0.1112	0.1093	0.1075	0.1056	0.1038	0.1020	0.1003	0.0985
1.3	0.0968	0.0951	0.0934	0.0918	0.0901	0.0885	0.0869	0.0853	0.0838	0.0823
1.4	0.0808	0.0793	0.0778	0.0764	0.0749	0.0735	0.0721	0.0708	0.0694	0.0681
1.5	0.0668	0.0655	0.0643	0.0630	0.0618	0.0606	0.0594	0.0582	0.0571	0.0559
1.6	0.0548	0.0537	0.0526	0.0516	0.0505	0.0495	0.0485	0.0475	0.0465	0.0455
1.7	0.0446	0.0436	0.0427	0.0418	0.0409	0.0401	0.0392	0.0384	0.0375	0.0367
1.8	0.0359	0.0351	0.0344	0.0336	0.0329	0.0322	0.0314	0.0307	0.0301	0.0294
1.9	0.0287	0.0281	0.0274	0.0268	0.0262	0.0256	0.0250	0.0244	0.0239	0.0233
2.0	0.0228	0.0222	0.0217	0.0212	0.0207	0.0202	0.0197	0.0192	0.0188	0.0183
2.1	0.0179	0.0174	0.0170	0.0166	0.0162	0.0158	0.0154	0.0150	0.0146	0.0143
2.2	0.0139	0.0136	0.0132	0.0129	0.0125	0.0122	0.0119	0.0116	0.0113	0.0110
2.3	0.0107	0.0104	0.0102	0.0099	0.0096	0.0094	0.0091	0.0089	0.0087	0.0084
2.4	0.0082	0.0080	0.0078	0.0075	0.0073	0.0071	0.0069	0.0068	0.0066	0.0064
2.5	0.0062	0.0060	0.0059	0.0057	0.0055	0.0054	0.0052	0.0051	0.0049	0.0048
2.6	0.0047	0.0045	0.0044	0.0043	0.0041	0.0040	0.0039	0.0038	0.0037	0.0036
2.7	0.0035	0.0034	0.0033	0.0032	0.0031	0.0030	0.0029	0.0028	0.0027	0.0026
2.8	0.0026	0.0025	0.0024	0.0023	0.0023	0.0022	0.0021	0.0021	0.0020	0.0019
2.9	0.0019	0.0018	0.0018	0.0017	0.0016	0.0016	0.0015	0.0015	0.0014	0.0014
3.0	0.0013	0.0013	0.0013	0.0012	0.0012	0.0011	0.0011	0.0011	0.0010	0.0010

$4.0 \rightarrow \alpha = 0.0000319$
$5.0 \rightarrow \alpha = 0.0000002871$
$6.0 \rightarrow \alpha = 0.0000000009902$

正規分布表②（両側）

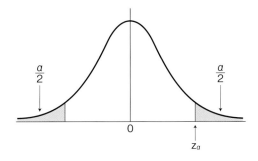

Z a	0.00	0.01	0.02	0.03	0.04	0.05	0.06	0.07	0.08	0.09
0.0	1.0000	0.9920	0.9840	0.9761	0.9681	0.9601	0.9522	0.9442	0.9362	0.9283
0.1	0.9203	0.9124	0.9045	0.8966	0.8887	0.8808	0.8729	0.8650	0.8572	0.8493
0.2	0.8415	0.8337	0.8259	0.8181	0.8103	0.8026	0.7949	0.7872	0.7795	0.7718
0.3	0.7642	0.7566	0.7490	0.7414	0.7339	0.7263	0.7188	0.7114	0.7039	0.6965
0.4	0.6892	0.6818	0.6745	0.6672	0.6599	0.6527	0.6455	0.6384	0.6312	0.6241
0.5	0.6171	0.6101	0.6031	0.5961	0.5892	0.5823	0.5755	0.5687	0.5619	0.5552
0.6	0.5485	0.5419	0.5353	0.5287	0.5222	0.5157	0.5093	0.5029	0.4965	0.4902
0.7	0.4839	0.4777	0.4715	0.4654	0.4593	0.4533	0.4473	0.4413	0.4354	0.4295
0.8	0.4237	0.4179	0.4122	0.4065	0.4009	0.3953	0.3898	0.3843	0.3789	0.3735
0.9	0.3681	0.3628	0.3576	0.3524	0.3472	0.3421	0.3371	0.3320	0.3271	0.3222
1.0	0.3173	0.3125	0.3077	0.3030	0.2983	0.2937	0.2891	0.2846	0.2801	0.2757
1.1	0.2713	0.2670	0.2627	0.2585	0.2543	0.2501	0.2460	0.2420	0.2380	0.2340
1.2	0.2301	0.2263	0.2225	0.2187	0.2150	0.2113	0.2077	0.2041	0.2005	0.1971
1.3	0.1936	0.1902	0.1868	0.1835	0.1802	0.1770	0.1738	0.1707	0.1676	0.1645
1.4	0.1615	0.1585	0.1556	0.1527	0.1499	0.1471	0.1443	0.1416	0.1389	0.1362
1.5	0.1336	0.1310	0.1285	0.1260	0.1236	0.1211	0.1188	0.1164	0.1141	0.1118
1.6	0.1096	0.1074	0.1052	0.1031	0.1010	0.0989	0.0969	0.0949	0.0930	0.0910
1.7	0.0891	0.0873	0.0854	0.0836	0.0819	0.0801	0.0784	0.0767	0.0751	0.0735
1.8	0.0719	0.0703	0.0688	0.0672	0.0658	0.0643	0.0629	0.0615	0.0601	0.0588
1.9	0.0574	0.0561	0.0549	0.0536	0.0524	0.0512	0.0500	0.0488	0.0477	0.0466
2.0	0.0455	0.0444	0.0434	0.0424	0.0414	0.0404	0.0394	0.0385	0.0375	0.0366
2.1	0.0357	0.0349	0.0340	0.0332	0.0324	0.0316	0.0308	0.0300	0.0293	0.0285
2.2	0.0278	0.0271	0.0264	0.0257	0.0251	0.0244	0.0238	0.0232	0.0226	0.0220
2.3	0.0214	0.0209	0.0203	0.0198	0.0193	0.0188	0.0183	0.0178	0.0173	0.0168
2.4	0.0164	0.0160	0.0155	0.0151	0.0147	0.0143	0.0139	0.0135	0.0131	0.0128
2.5	0.0124	0.0121	0.0117	0.0114	0.0111	0.0108	0.0105	0.0102	0.0099	0.0096
2.6	0.0093	0.0091	0.0088	0.0085	0.0083	0.0080	0.0078	0.0076	0.0074	0.0071
2.7	0.0069	0.0067	0.0065	0.0063	0.0061	0.0060	0.0058	0.0056	0.0054	0.0053
2.8	0.0051	0.0050	0.0048	0.0047	0.0045	0.0044	0.0042	0.0041	0.0040	0.0039
2.9	0.0037	0.0036	0.0035	0.0034	0.0033	0.0032	0.0031	0.0030	0.0029	0.0028
3.0	0.0027	0.0026	0.0025	0.0024	0.0024	0.0023	0.0022	0.0021	0.0021	0.0020

F 分布表① $\alpha = 0.05$

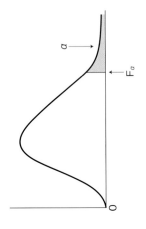

分子の自由度

分母の自由度	1	2	3	4	5	6	7	8	9	10	12	14	16	18	20	25	30	40	50
1	161.4	199.5	215.7	224.6	230.2	234.0	236.8	238.9	240.5	241.9	243.9	245.4	246.5	247.3	248.0	249.3	250.1	251.1	251.8
2	18.51	19.00	19.16	19.25	19.30	19.33	19.35	19.37	19.38	19.40	19.41	19.42	19.43	19.44	19.45	19.46	19.46	19.47	19.48
3	10.13	9.55	9.28	9.12	9.01	8.94	8.89	8.85	8.81	8.79	8.74	8.71	8.69	8.67	8.66	8.63	8.62	8.59	8.58
4	7.71	6.94	6.59	6.39	6.26	6.16	6.09	6.04	6.00	5.96	5.91	5.87	5.84	5.82	5.80	5.77	5.75	5.72	5.70
5	6.61	5.79	5.41	5.19	5.05	4.95	4.88	4.82	4.77	4.74	4.68	4.64	4.60	4.58	4.56	4.52	4.50	4.46	4.44
6	5.99	5.14	4.76	4.53	4.39	4.28	4.21	4.15	4.10	4.06	4.00	3.96	3.92	3.90	3.87	3.83	3.81	3.77	3.75
7	5.59	4.74	4.35	4.12	3.97	3.87	3.79	3.73	3.68	3.64	3.57	3.53	3.49	3.47	3.44	3.40	3.38	3.34	3.32
8	5.32	4.46	4.07	3.84	3.69	3.58	3.50	3.44	3.39	3.35	3.28	3.24	3.20	3.17	3.15	3.11	3.08	3.04	3.02
9	5.12	4.26	3.86	3.63	3.48	3.37	3.29	3.23	3.18	3.14	3.07	3.03	2.99	2.96	2.94	2.89	2.86	2.83	2.80
10	4.96	4.10	3.71	3.48	3.33	3.22	3.14	3.07	3.02	2.98	2.91	2.86	2.83	2.80	2.77	2.73	2.70	2.66	2.64
12	4.75	3.89	3.49	3.26	3.11	3.00	2.91	2.85	2.80	2.75	2.69	2.64	2.60	2.57	2.54	2.50	2.47	2.43	2.40
14	4.60	3.74	3.34	3.11	2.96	2.85	2.76	2.70	2.65	2.60	2.53	2.48	2.44	2.41	2.39	2.34	2.31	2.27	2.24
16	4.49	3.63	3.24	3.01	2.85	2.74	2.66	2.59	2.54	2.49	2.42	2.37	2.33	2.30	2.28	2.23	2.19	2.15	2.12
18	4.41	3.55	3.16	2.93	2.77	2.66	2.58	2.51	2.46	2.41	2.34	2.29	2.25	2.22	2.19	2.14	2.11	2.06	2.04
20	4.35	3.49	3.10	2.87	2.71	2.60	2.51	2.45	2.39	2.35	2.28	2.22	2.18	2.15	2.12	2.07	2.04	1.99	1.97
25	4.24	3.39	2.99	2.76	2.60	2.49	2.40	2.34	2.28	2.24	2.16	2.11	2.07	2.04	2.01	1.96	1.92	1.87	1.88
30	4.17	3.32	2.92	2.69	2.53	2.42	2.33	2.27	2.21	2.16	2.09	2.04	1.99	1.96	1.93	1.88	1.84	1.79	1.76
40	4.08	3.23	2.84	2.61	2.45	2.34	2.25	2.18	2.12	2.08	2.00	1.95	1.90	1.87	1.84	1.78	1.74	1.69	1.66
50	4.03	3.18	2.79	2.56	2.40	2.29	2.20	2.13	2.07	2.03	1.95	1.89	1.85	1.81	1.78	1.73	1.69	1.63	1.60

F 分布表② α =0.01

分子の自由度

	1	2	3	4	5	6	7	8	9	10	12	14	16	18	20	25	30	40	50
1	4052	4999	5404	5624	5764	5859	5928	5981	6022	6056	6107	6143	6170	6191	6209	6240	6260	6286	6302
2	98.50	99.00	99.16	99.25	99.30	99.33	99.36	99.38	99.39	99.40	99.42	99.43	99.44	99.44	99.45	99.46	99.47	99.48	99.48
3	34.12	30.82	29.46	28.71	28.24	27.91	27.67	27.49	27.34	27.23	27.05	26.92	26.83	26.75	26.69	26.58	26.50	26.41	26.35
4	21.20	18.00	16.69	15.98	15.52	15.21	14.98	14.80	14.66	14.55	14.37	14.25	14.15	14.08	14.02	13.91	13.84	13.75	13.69
5	16.26	13.27	12.06	11.39	10.97	10.67	10.46	10.29	10.16	10.05	9.89	9.77	9.68	9.61	9.55	9.45	9.38	9.29	9.24
6	13.75	10.92	9.78	9.15	8.75	8.47	8.26	8.10	7.98	7.87	7.72	7.60	7.52	7.45	7.40	7.30	7.23	7.14	7.09
7	12.25	9.55	8.45	7.85	7.46	7.19	6.99	6.84	6.72	6.62	6.47	6.36	6.28	6.21	6.16	6.06	5.99	5.91	5.86
8	11.26	8.65	7.59	7.01	6.63	6.37	6.18	6.03	5.91	5.81	5.67	5.56	5.48	5.41	5.36	5.26	5.20	5.12	5.07
9	10.56	8.02	6.99	6.42	6.06	5.80	5.61	5.47	5.35	5.26	5.11	5.01	4.92	4.86	4.81	4.71	4.65	4.57	4.52
10	10.04	7.56	6.55	5.99	5.64	5.39	5.20	5.06	4.94	4.85	4.71	4.60	4.52	4.46	4.41	4.31	4.25	4.17	4.12
12	9.33	6.93	5.95	5.41	5.06	4.82	4.64	4.50	4.39	4.30	4.16	4.05	3.97	3.91	3.86	3.76	3.70	3.62	3.57
14	8.86	6.51	5.56	5.04	4.69	4.46	4.28	4.14	4.03	3.94	3.80	3.70	3.62	3.56	3.51	3.41	3.35	3.27	3.22
16	8.53	6.23	5.29	4.77	4.44	4.20	4.03	3.89	3.78	3.69	3.55	3.45	3.37	3.31	3.26	3.16	3.10	3.02	2.97
18	8.29	6.01	5.09	4.58	4.25	4.01	3.84	3.71	3.60	3.51	3.37	3.27	3.19	3.13	3.08	2.98	2.92	2.84	2.78
20	8.10	5.85	4.94	4.43	4.10	3.87	3.70	3.56	3.46	3.37	3.23	3.13	3.05	2.99	2.94	2.84	2.78	2.69	2.64
25	7.77	5.57	4.68	4.18	3.85	3.63	3.46	3.32	3.22	3.13	2.99	2.89	2.81	2.75	2.70	2.60	2.54	2.45	2.40
30	7.56	5.39	4.51	4.02	3.70	3.47	3.30	3.17	3.07	2.98	2.84	2.74	2.66	2.60	2.55	2.45	2.39	2.30	2.25
40	7.31	5.18	4.31	3.83	3.51	3.29	3.12	2.99	2.89	2.80	2.66	2.56	2.48	2.42	2.37	2.27	2.20	2.11	2.06
50	7.17	5.06	4.20	3.72	3.41	3.19	3.02	2.89	2.78	2.70	2.56	2.46	2.38	2.32	2.27	2.17	2.10	2.01	1.95

分母の自由度

t 分布表① (片側)

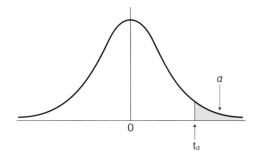

(片側)	a	0.250	0.200	0.150	0.100	0.050	0.025	0.010	0.005
自由度	1	1.000	1.376	1.963	3.078	6.314	12.71	31.82	63.66
	2	0.816	1.061	1.386	1.886	2.920	4.303	6.965	9.925
	3	0.765	0.978	1.250	1.638	2.353	3.182	4.541	5.841
	4	0.741	0.941	1.190	1.533	2.132	2.776	3.747	4.604
	5	0.727	0.920	1.156	1.476	2.015	2.571	3.365	4.032
	6	0.718	0.906	1.134	1.440	1.943	2.447	3.143	3.707
	7	0.711	0.896	1.119	1.415	1.895	2.365	2.998	3.499
	8	0.706	0.889	1.108	1.397	1.860	2.306	2.896	3.355
	9	0.703	0.883	1.100	1.383	1.833	2.262	2.821	3.250
	10	0.700	0.879	1.093	1.372	1.812	2.228	2.764	3.169
	11	0.697	0.876	1.088	1.363	1.796	2.201	2.718	3.106
	12	0.695	0.873	1.083	1.356	1.782	2.179	2.681	3.055
	13	0.694	0.870	1.079	1.350	1.771	2.160	2.650	3.012
	14	0.692	0.868	1.076	1.345	1.761	2.145	2.624	2.977
	15	0.691	0.866	1.074	1.341	1.753	2.131	2.602	2.947
	16	0.690	0.865	1.071	1.337	1.746	2.120	2.583	2.921
	17	0.689	0.863	1.069	1.333	1.740	2.110	2.567	2.898
	18	0.688	0.862	1.067	1.330	1.734	2.101	2.552	2.878
	19	0.688	0.861	1.066	1.328	1.729	2.093	2.539	2.861
	20	0.687	0.860	1.064	1.325	1.725	2.086	2.528	2.845
	21	0.686	0.859	1.063	1.323	1.721	2.080	2.518	2.831
	22	0.686	0.858	1.061	1.321	1.717	2.074	2.508	2.819
	23	0.685	0.858	1.060	1.319	1.714	2.069	2.500	2.807
	24	0.685	0.857	1.059	1.318	1.711	2.064	2.492	2.797
	25	0.684	0.856	1.058	1.316	1.708	2.060	2.485	2.787
	26	0.684	0.856	1.058	1.315	1.706	2.056	2.479	2.779
	27	0.684	0.855	1.057	1.314	1.703	2.052	2.473	2.771
	28	0.683	0.855	1.056	1.313	1.701	2.048	2.467	2.763
	29	0.683	0.854	1.055	1.311	1.699	2.045	2.462	2.756
	30	0.683	0.854	1.055	1.310	1.697	2.042	2.457	2.750
	40	0.681	0.851	1.050	1.303	1.684	2.021	2.423	2.704
	50	0.679	0.849	1.047	1.299	1.676	2.009	2.403	2.678
	70	0.678	0.847	1.044	1.294	1.667	1.994	2.381	2.648
	100	0.677	0.845	1.042	1.290	1.660	1.984	2.364	2.626
	∞	0.674	0.842	1.036	1.282	1.645	1.960	2.326	2.576

t 分布表②（両側）

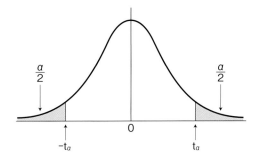

（両側）	a	0.500	0.400	0.300	0.200	0.100	0.050	0.020	0.010
自由度	1	1.000	1.376	1.963	3.078	6.314	12.71	31.82	63.66
	2	0.816	1.061	1.386	1.886	2.920	4.303	6.965	9.925
	3	0.765	0.978	1.250	1.638	2.353	3.182	4.541	5.841
	4	0.741	0.941	1.190	1.533	2.132	2.776	3.747	4.604
	5	0.727	0.920	1.156	1.476	2.015	2.571	3.365	4.032
	6	0.718	0.906	1.134	1.440	1.943	2.447	3.143	3.707
	7	0.711	0.896	1.119	1.415	1.895	2.365	2.998	3.499
	8	0.706	0.889	1.108	1.397	1.860	2.306	2.896	3.355
	9	0.703	0.883	1.100	1.383	1.833	2.262	2.821	3.250
	10	0.700	0.879	1.093	1.372	1.812	2.228	2.764	3.169
	11	0.697	0.876	1.088	1.363	1.796	2.201	2.718	3.106
	12	0.695	0.873	1.083	1.356	1.782	2.179	2.681	3.055
	13	0.694	0.870	1.079	1.350	1.771	2.160	2.650	3.012
	14	0.692	0.868	1.076	1.345	1.761	2.145	2.624	2.977
	15	0.691	0.866	1.074	1.341	1.753	2.131	2.602	2.947
	16	0.690	0.865	1.071	1.337	1.746	2.120	2.583	2.921
	17	0.689	0.863	1.069	1.333	1.740	2.110	2.567	2.898
	18	0.688	0.862	1.067	1.330	1.734	2.101	2.552	2.878
	19	0.688	0.861	1.066	1.328	1.729	2.093	2.539	2.861
	20	0.687	0.860	1.064	1.325	1.725	2.086	2.528	2.845
	21	0.686	0.859	1.063	1.323	1.721	2.080	2.518	2.831
	22	0.686	0.858	1.061	1.321	1.717	2.074	2.508	2.819
	23	0.685	0.858	1.060	1.319	1.714	2.069	2.500	2.807
	24	0.685	0.857	1.059	1.318	1.711	2.064	2.492	2.797
	25	0.684	0.856	1.058	1.316	1.708	2.060	2.485	2.787
	26	0.684	0.856	1.058	1.315	1.706	2.056	2.479	2.779
	27	0.684	0.855	1.057	1.314	1.703	2.052	2.473	2.771
	28	0.683	0.855	1.056	1.313	1.701	2.048	2.467	2.763
	29	0.683	0.854	1.055	1.311	1.699	2.045	2.462	2.756
	30	0.683	0.854	1.055	1.310	1.697	2.042	2.457	2.750
	40	0.681	0.851	1.050	1.303	1.684	2.021	2.423	2.704
	50	0.679	0.849	1.047	1.299	1.676	2.009	2.403	2.678
	70	0.678	0.847	1.044	1.294	1.667	1.994	2.381	2.648
	100	0.677	0.845	1.042	1.290	1.660	1.984	2.364	2.626
	∞	0.674	0.842	1.036	1.282	1.645	1.960	2.326	2.576

カイ２乗分布表（片側）

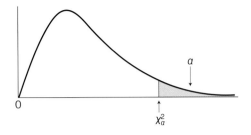

自由度	α	0.500	0.400	0.300	0.200	0.100	0.050	0.020	0.010
	1	0.455	0.708	1.074	1.642	2.706	3.841	5.412	6.635
	2	1.386	1.833	2.408	3.219	4.605	5.991	7.824	9.210
	3	2.366	2.946	3.665	4.642	6.251	7.815	9.837	11.34
	4	3.357	4.045	4.878	5.989	7.779	9.488	11.67	13.28
	5	4.351	5.132	6.064	7.289	9.236	11.07	13.39	15.09
	6	5.348	6.211	7.231	8.558	10.64	12.59	15.03	16.81
	7	6.346	7.283	8.383	9.803	12.02	14.07	16.62	18.48
	8	7.344	8.351	9.524	11.03	13.36	15.51	18.17	20.09
	9	8.343	9.414	10.66	12.24	14.68	16.92	19.68	21.67
	10	9.342	10.47	11.78	13.44	15.99	18.31	21.16	23.21
	11	10.34	11.53	12.90	14.63	17.28	19.68	22.62	24.73
	12	11.34	12.58	14.01	15.81	18.55	21.03	24.05	26.22
	13	12.34	13.64	15.12	16.98	19.81	22.36	25.47	27.69
	14	13.34	14.69	16.22	18.15	21.06	23.68	26.87	29.14
	15	14.34	15.73	17.32	19.31	22.31	25.00	28.26	30.58
	16	15.34	16.78	18.42	20.47	23.54	26.30	29.63	32.00
	17	16.34	17.82	19.51	21.61	24.77	27.59	31.00	33.41
	18	17.34	18.87	20.60	22.76	25.99	28.87	32.35	34.81
	19	18.34	19.91	21.69	23.90	27.20	30.14	33.69	36.19
	20	19.34	20.95	22.77	25.04	28.41	31.41	35.02	37.57
	21	20.34	21.99	23.86	26.17	29.62	32.67	36.34	38.93
	22	21.34	23.03	24.94	27.30	30.81	33.92	37.66	40.29
	23	22.34	24.07	26.02	28.43	32.01	35.17	38.97	41.64
	24	23.34	25.11	27.10	29.55	33.20	36.42	40.27	42.98
	25	24.34	26.14	28.17	30.68	34.38	37.65	41.57	44.31
	26	25.34	27.18	29.25	31.79	35.56	38.89	42.86	45.64
	27	26.34	28.21	30.32	32.91	36.74	40.11	44.14	46.96
	28	27.34	29.25	31.39	34.03	37.92	41.34	45.42	48.28
	29	28.34	30.28	32.46	35.14	39.09	42.56	46.69	49.59
	30	29.34	31.32	33.53	36.25	40.26	43.77	47.96	50.89
	40	39.34	41.62	44.16	47.27	51.81	55.76	60.44	63.69
	50	49.33	51.89	54.72	58.16	63.17	67.50	72.61	76.15

情報処理編

第2章

Q1

(a) データ　(b) 情報処理　(c) 情報　(d) 意思決定または問題解決

Q2

データは事実を記述したもので、知識を増やしてくれない。情報は、知識を増やすものであり、意思決定（問題解決）に役立つもの。

Q3

新聞、本、ラジオ、テレビ、人との会話など

Q4

(a) 共通の概念　(b) 客観性、客観的、定量性、定量的、定量化のどれか1つ

Q5

単位：ビットまたは bit、情報量：2ビットまたは 2bit

Q6

・物はなくならなければ保護できたことになるので、なくならない（盗まれない）ようにする。
・情報は、みられただけでも盗まれたことになるので、なくならないようにすることに加えて、みられたりコピーされないようにする。

Q7

トレードオフ、図は p.28 を参照

Q8

・コンピュータの機能と情報処理に必要なものが一致する。
・決められた手順であれば、複雑な処理でも高速に実行で

きる。
・ハードウェアの組み合わせを自在に変えることができる。
・同じハードウェアであってもソフトウェアによって処理内容を変えることができる。

第3章

Q1

・デジタルであること（しかも2進数）
・電子的に処理すること
・処理内容が内部に記録されていること（プログラム内蔵方式）

Q2

計算、記憶、制御、通信

Q3

(a) マイクロ・コンピュータ　(b) スーパー・コンピュータ　(c) パーソナル・コンピュータ

Q4

(a) 真空管　(b) トランジスタ　(c) IC　(d) LSI

Q5

・**主記憶装置**：プログラムやデータを一時的に記憶する。読み書きが速い。RAM、ROM などの IC メモリ
・**補助記憶装置**：プログラムやデータを記憶する。主記憶装置よりも読み書きが遅いが、記憶容量が大きい。ハードディスク、フロッピーディスク、CD-ROM、光磁気ディスクなど
・**入力装置**：コンピュータに外部から指示を与えるとき用いられる。キーボード、マウスなど
・**出力装置**：コンピュータの処理結果などを知らせる。モニタ（ディスプレイ）、プリンタなど

Q6

(a) 基本ソフトウェア　(b) 応用ソフトウェア
　　例：ワープロ、表計算、データベース、ブラウザ、メー

ラなど

Q7
(a) パスワード　(b) 暗号化

第4章

Q1
10101_2、23_{10}

Q2
(a) コード　(b) アルファベット（英文字）　(c) アスキー（ASCII）コード　(d) JIS コード　(e) JIS 漢字コード

Q3
・画像：GIF 形式、JPEG 形式、BMP 形式など
・音：WAVE 形式、MP3 形式など
・動画：QuickTimeMovie 形式、RealMovie 形式、MPEG 形式など

Q4
(a) 8　(b) 1024　(c) 1024 × 1024 または約 1,000,000
(d) 1024 × 1024 × 1024 または約 1,000,000,000

Q5
約 5,000,000 文字または 5 × 1024 × 1024 文字

Q6
a、c、e

Q7
上から、0、1、0、1

第5章

Q1
(a) 通信回線　(b) 資源　(c) プロトコル

Q2
スター型、バス型、リング型
図は p.71 を参照

Q3
・LAN（Local Area Network）：室内、建物内規模のネットワーク。
・WAN（Wide Area Network）：建物間にまたがるものや、それ以上の規模のネットワーク。インターネットも WAN に分類される。

Q4
約 120 万文字

Q5
・通信専用回線：利用量に関係なく定額
・公衆回線：通信時間に応じた料金

Q6
(a) IP アドレス　(b) マシン名　(c) ネームサーバあるいはドメインネームシステムサーバ（DNS サーバ）

Q7
・www.umin.ac.jp：日本の教育研究機関
・ftp.nasa.gov：アメリカの政府機関
・mail.abc.co.uk：イギリスの民間企業

Q8
受信者が電子メールを読んだかどうかは送信者にはわからないから。

Q9
(a) 不正アクセス　(b) パスワード　(c) 暗号化
(d) コンピュータウイルス　(e) ファイアーウォール

第6章

Q1
CT、MRI、電子血圧計、X 線撮影装置、血液検査装置、オーダリング・システム、電子カルテ・システムなど

Q2

- **共通点**：コンピュータ・ネットワークで接続された複数のクライアントやサーバで構成される。
- **相違点**：オーダリング・システムは医療機関内で発生するオーダーを効率よく処理することを主たる目的としているが、電子カルテ・システムは診療録を記録することを主たる目的としている。

Q3

- 待ち時間の短縮
- 医療の安全性の向上
- 医療の効率化

Q4

- 記入、転記、読み取りミスの防止
- 投薬の重複の防止

Q5

- **真正性**：改ざんなど、不正に書き換えが行われないことを保証する。
- **見読性**：いつでも人の目にみえるかたちで表示できることを保証する。
- **保存性**：データが消えてしまわないことを保証する。

Q6

- 診療録と看護記録を融合した「患者さんの病気の記録」の実現 → 患者中心の医療の提供
- クリティカル・パスなどを組み込んだ医療の標準化 → 質の高い医療の提供
- 患者さんが理解し納得できる医療の提供
- 医師や看護師の業務の効率化とミスの防止 → 安全な医療の提供
- 医療機関の連携の充実、医療情報の集積 → 正しい医学知識の蓄積と公開
- 医療業務の効率化

Q7

- 発注、納品、在庫、払い出し業務の効率化
- 省力化
- 原価計算などの経理処理が迅速になる

Q8

- X線画像や病理画像などをインターネットで専門の医師に送って診断してもらう遠隔画像診断
- インターネットを使った映像の中継による遠隔手術
- インターネットを使った在宅医療の支援
- インターネットを使った医療情報の提供

Q9

- **問題点**：患者さんのプライバシーの保護
- **解決策**：暗号化、電子認証

統計処理編

第1章

Q1

(a) データ　(b) 客観的　(c) 情報

Q2

統計学は世界共通の概念であり、かつ、その結果は定量的である。したがって、統計処理によって得られた結果を用いることで、相手に正しく情報を伝えることができる。

Q3

- **記述統計**：得られたデータの特性を要約して伝える目的で行われる。
- **推測統計**：標本から母集団の特性を確率的に推測する目的で行われる。

Q4

- **母集団**：調べたい対象がすべて含まれる集団
- **標　本**：母集団から取り出した、母集団の一部。標本を抽出するとき、偏りがあると正しい推測（統計処理）ができない。

Q5

- $0 \leq P \leq 1$：1を超えたり、マイナスになることはない
- $P = 0$：全く起こらないことを示す
- $P = 1$：常に起こることを示す

・試行を行った結果、各事象の起こる確率の合計は1である

Q6
この試行は独立であるから、乗法定理を用いて、
$1/6 × 1/6 × 1/6 = 1/216$

Q7
・**偶然誤差**：全く偶然に真値のまわりにばらついて起こる誤差
・**系統誤差**：なんらかの原因によって真値とずれて起こる誤差、偏り（bias）ともよばれる。
　誤差　＝　偶然誤差　＋　系統誤差
図は p.120 の「図 1-6」を参照

Q8
・**計量データ**：身長、体重、血圧、血糖値など
・**計数データ**：アンケート調査の「はい」「いいえ」、性別、血液型など

Q9
・**比尺度**：血圧、血糖値
・**間隔尺度**：知能指数、不快指数
・**順序尺度**：がんのステージ、牛丼の「並」と「大盛り」（大きさという意味で順序あり）
・**名義尺度**：性別、人種
・**計量データ**：比尺度、間隔尺度
・**計数データ**：順序尺度、名義尺度

第2章

Q1
・**昇順**：小さいものから順に並べて最後にいちばん大きい値が置かれる方法
・**降順**：大きいものから順番に並べて最後にいちばん小さい値が置かれる方法

Q2
相対度数分布表は、度数分布表の各区間の度数を割合（％）で示したものであり、2つの集団のデータ数が異なっていても、分布の様子を比較しやすい。

Q3
・相手に結果を理解してもらいやすい。
・数値だけではみえなかった特徴が、みえてくることが多い。

Q4
平均値：28.4、　中央値：21

Q5
・**平均値と中央値が異なる場合**：データの分布が左右対称ではない。
・**平均値と中央値が同じ場合**：データの分布が左右対称である。

Q6
分散：6.90、　標準偏差：2.63

Q7
p.133 の表「2－6」および「表2－7」を参照

Q8
正、2 次の関係、受ける

Q9
図の作成方法は、p.134 を参照
・**相関係数**：0.912
・**回帰係数**：傾き＝ 1.98、　切片＝ 8.54

Q10
・曲線の下側の面積は合計で1である。
・平均値を中心に左右対称である。
・平均値のところがいちばん高く、平均値から離れるにしたがって0に近づく。
・平均値と標準偏差の違いによって、無限に存在する。

Q11
・z が－1から1の間にある確率：0.6826
・z が－2から－1の間にある確率：0.1359

Q12

- 偏差値：60 点
- 順位　：おおよそ 470 位

Q13

0.17189

第3章

Q1

P.152 の図「3-3」を参照

Q2

時間的な問題、金銭的な問題、無限母集団の場合

Q3

偏った標本からは母集団を偏って評価してしまう可能性
があるから。

Q4

p.153、196 を参照

Q5

- MEAN：平均値、　SD：標準偏差
- 正規分布表から、95% の区間に含まれる z はおおよそ
  －2 から 2（正確には 1.96）であり、平均値±（標準
  偏差の約 2 倍）の範囲が、データの 95% を含むこと
  になる。

Q6

- 点推定は、標本の性質をそのまま母集団の性質とする方
  法
- 区間推定は、標本から母集団の平均値を推測する方法

Q7

(a) 信頼区間　(b) 信頼係数　(c) 広く

Q8

$11.82 \leqq \mu \leqq 15.58$

第4章

Q1

(a) 帰無仮説　(b) 少な　(c) 有意水準　(d) 5%
(e) 1%

Q2

① 問題を明らかにする。
② 検定に用いる手法（または確率モデル）を決め、有意
　水準、帰無仮説を決める。
③ 標本から、確率モデルに従って統計量を計算する。
④ 有意水準に相当する確率変数の値を確率分布表から読
　み取る。
⑤ 標本から計算した統計量と、有意水準の確率変数の値
　を比較し、
　｜標本から計算した統計量｜≧有意水準の確率変数の
　値のとき、帰無仮説を棄却
　｜標本から計算した統計量｜＜有意水準の確率変数の
　値のとき、帰無仮説を採択
⑥ 結論を述べる。

Q3

「A」または「F」のとき：有意水準 1% で 2 群の平均値
は異なる。
「B」または「E」のとき：有意水準 5% で 2 群の平均値
は異なる。
「C」または「D」のとき：有意水準 5% で 2 群の平均値
が異なるとはいえなかった。

Q4

$n=5$, $\overline{X}=94$, $s=10.07$
確率モデルにこれらを代入して計算すると、$t=-1.332$
よって、有意水準 5% で母集団の平均値は 100 と異なる
とはいえなかった。

Q5

- F 検定：$F_0=1.563$、分子の自由度 $=12$、分母の自由度
  $=14$、$F_{0.05}=2.53$
  　よって、等分散の前提は得られる。
- t 検　定：$t_0=2.771$、　自　由　度 $=26$、$t_{0.05}=2.056$、
  $t_{0.01}=2.779$
  　よって、有意水準 5% で、A 群と B 群の平均値は異
  なる。
  （A 群の平均値のほうが大きい）

Q6

- 計量データであること （ウィルコクソン）の順位和検定
- 正規性の前提 （ウィルコクソン）の符号付順位検定
- 等分散の前提 ウェルチの検定

Q7

- **対応のないデータ**：健常な人のコレステロール値と疾患をもつ人のコレステロール値、Ａ小学校とＢ小学校の身長のデータ
- **対応のあるデータ**：２種類の薬をそれぞれ飲んでもらったときのデータ、収縮期血圧と拡張期血圧を測定したときのデータ

Q8

- 同じ患者さんの注射の前後のデータであるから、ｔ分布を用いた対応のある２群の平均値の差の検定を行うべき。
- $t_0=3.363$、自由度 9、$t_{0.05}=2.262$、$t_{0.01}=3.250$
  よって、有意水準１％で、注射の前後で血糖値は異なる。もっと積極的には、有意水準１％で、注射後は血糖値が低くなる。
- この問題を対応のない２群の平均値の差の検定を用いて検定すると、
  $t_0=1.501$、自由度 18、$t_{0.05}=2.101$、$t_{0.01}=2.878$ であり、有意水準５％で注射の前後で血糖値に変化が認められないことになる。このように対応のあるデータには、対応のある検定を用いる必要がある。

Q9

- （ウィルコクソンの）順位和検定
- （ウィルコクソンの）符号付順位検定
- （スピアマンの）順位相関係数

Q10

χ^2 検定：$\chi_0^2 = 10.87$、自由度＝ 1、$\chi_{0.05}^2 = 3.841$
　よって、有意水準１％で、Ａ薬の服用と肝硬変の発生には関係がある。

Q11

- 血圧には有意な差は認められなかった。
- GPT は、有意水準５％で差があった。有意水準５％でＢ病のほうが高かった。
- GOT は、有意水準１％で差があった。有意水準１％でＢ病のほうが高かった。
- CK は、有意水準５％で差が認められなかったが、差がある傾向にあった（p=0.05748）。

さくいん

新訂版
看護・医療系のための情報科学入門
第2版

著　者	椎橋実智男／鈴木康文
発行人	中村雅彦
発行所	株式会社サイオ出版
	〒101-0054
	東京都千代田区神田錦町 3-6　錦町スクウェアビル７階
	TEL 03-3518-9434　FAX 03-3518-9435

カバーデザイン	Anjelico
DTP	株式会社メデューム
本文イラスト	鈴木弘子、Anjelico
印刷・製本	株式会社朝陽会

| 2013 年 4 月　5 日　第 1 版第 1 刷発行 |
| 2020 年 2 月 10 日　第 2 版第 1 刷発行 |
| 2024 年 2 月 28 日　第 2 版第 4 刷発行 |

ISBN 978-4-907176-82-2　　Ⓒ Michio Shiibashi
●ショメイ：シンテイバンカンゴイリョウケイノタメノジョウホウカガクニュウモン
　ダイニハン
乱丁本、落丁本はお取り替えします。